# はじめての乳がん

働くあなたが聞きたい本音Q&A83

土屋美樹
医学博士 濱岡 剛 監修

亜紀書房

# はじめに

## ——〝がん〟というと響きがオドロオドロしいので、この際、〝ポン〟くらいに考えて、治療に取り組んでくださいね。

これは、取り寄せたがん治療に関する中古本に添えられていた送り主からのメッセージです。見ず知らずの方から、こんな素敵なメッセージをいただけるなんて、がんになるのも悪くないな、そう嬉しくなったことを今でもよく覚えています。そして、この日が〝乳ポン命名の記念すべき日〟になりました。

今この本を手に取っていらっしゃるということは、ご自身が乳ポンを疑っている、またはすでに乳ポンと診断された働き女子か、はたまたパートナーやご家族に乳ポン罹患者がいらっしゃる方か……。いずれにせよ、乳ポンに選ばれた、いわば「乳ポン仲間」（あんまり嬉しくないかもしれませんが）。病気はならないに越したことはありません。でも、なったらなったで、ツラいことばかりでもないいんです！　むしろ、マイナスが大きい分、得られるプラスは想像以上に大きかったりして(笑)。

そんなプラス面に注目して、乳ポンに選ばれた私たちにしか見ることのできない景色を十分に堪能してほしい、そんな願いから本書は生まれました。

治療は毎回、文字通り命を賭けた選択と決断の連続です。

そして、決断を迫られるたびに私たちは、「あなたが納得できる答えは何？」という難題を突きつけられます。どう決断すべきか最初は戸惑いました。でも回数を重ねるうちに、ふと気づいたんです。あれ？　自分の価値観が明確になってきたかもって。そっかぁ〜、乳ポン治療は、仕事（＝プロジェクト）と同じ。選択と決断の自分基準を明確にしていくことで、難問すらも「やりがい」に変えられるんだ。次はどんな難題が降り掛かってくるのかな？　そのとき私はどんな決断をするのだろう？　以来、治療がワクワクすることに変わってきました。

この本の最大のウリは、「自分にとって納得のいく治療を受けるコツ」を乳がん闘病経験者が〝働く女子〟の目線で生々しく書いた点に尽きます。みなさんの闘病ライフに「ハッピー」の文字が加わるお手伝いができることを願っています。

目次



**本書の使い方**

それぞれの悩みを一発で解決するため、
各項目にアイコン表記をしています。
今、もっとも知りたい項目から読んでみて、
少しでも気持ちを
ラクにしていただけたら幸いです。

治療
治療にまつわる疑問、お悩みを解決！

ココロ
ココロのゆらぎなどを解決！

コミュニケーション
家族、友人、お医者様との
コミュニケーションについてのお悩みを解決！

仕事くらし
仕事や家庭生活のお悩みを解決！

お金
治療や生活に関わるお金のお悩みを解決！

## 第2章 具体的な治療への道
## 治療方法を確定するまでの"困った"

第3章 治療中の"困った"〜通院編〜……81

## 第4章 治療中の"困った"～入院・手術編～ …… 115

## 第5章
## 病人でもなく健康でもなく どっちつかずの経過観察中の〝困った〟……149

# かつて、乳がんの闘病を
# こんなにも
# 楽しんだ人がいたでしょうか？

持ち前の〝転んでもタダじゃ起きない精神〟で、
「BMI値の高い人は抗がん剤が効きにくい」となれば
ダイエットを決行し10年前のスリムボディを手に入れ、
「乳がんに効く食生活」をはじめれば
ついでにツルツル美肌も手に入れ、
髪が抜ければウィッグで夢だったサラサラヘアーを手に入れ、
ついにリンパのガンが消えるという結果を手に入れました。
でも、この闘病で手に入れたいちばんの宝物は、
あなたを大切に思う人が
たくさんいると気づいたことではないでしょうか？
ピンチはチャンスと言いますが、
それを体現したあなたを心から誇りに思っています。

共同経営者＆友人代表　金澤悦子

# 第1章

## 乳がん？ それとも．．．
## 診断が出るまでの“困った”

ココロ

# もしかしたら？ でも、本当にそうだったらと思うと……

乳ポン（＝乳がん）は、自分で早期発見できる数少ない〝がん〟の一つ。しかも、早期発見の完治率は、すこぶる高い。だから、そんなにビビらなくても大丈夫！と、頭ではわかっていても、「もしや？」という症状を見つけてしまったら、やっぱりドキッとするものです。「乳がんだったらどうしよう……」と、不安や恐怖にかられます。ピンチャン力※には自信のある私ですら動転しましたから。

だからこそ強く言います！**「もしや？」と、思い当たる節があるのなら、すぐに専門の病院へ足を運んでください。**

理由は、悪性だった場合、その分、早いタイミングで治療に入れるから、ということもありますが、それより、**乳がんかもしれないし、そうじゃないかもしれない、というどっちつかずの状態を長引かせることで、無用なストレスを溜めてほしくない**からです。

※ピンチをチャンスに換える力（筆者造語）。

確かに、がん告知の衝撃は大きいです。でも、それ以上にしんどかったのは、病院に行くべきか否かを悩んでいたときのほう。乳がんなんじゃ……、いやいや気のせいに違いない。頭の中で行ったり来たりを繰り返したところで、症状が消えるわけでもありません。それどころか、仕事に集中できないし、友人や飼い犬にイライラをぶつけてしまったりと、自己嫌悪を重ねるばかり。で、気づいたんです。結論を先延ばしにしたところで、何一つメリットはない！ってことに。

告知を受けたこと自体は残念な結果でしたが、向き合うべき相手が明確になったことで「克服するために何をする？」と、やる気に火がついたことを覚えています。それに、**結論を先延ばしにしたところで、事実は変わりません。**現実から逃げれば逃げるほど、相手は追いかけてきます。それも、猛スピードで。**だったら、信じてみませんか？　仮に最悪な事態でも受け入れられる自分を、立ち向かえる自分を。**それだけで一回りも二回りも成長しているはずです。

まぁ、そこまで覚悟を決めて診察を受けてみたら「何でもありませんでした」なんて、拍子抜けしてしまうケースも少なくありませんけどね(笑)。

## 悩んでいる時間があるなら、まずは病院へ行こう!!

治療

# 乳がんかも？　こんなとき、どんな病院に行けばいい？

結論から言ってしまうと、**乳ポンの専門は外科ですが、最近では、外科の中でも乳房に特化した乳腺《ブレスト》外科という専門科を設けている病院が増えていますので、そちらに行くのがベストだと思います。**なんて、偉そうに書いていますが、実は私、どの科に行けばいいのか、全然わかっていませんでした。結果、婦人科系のレディスクリニックに行ってしまいました。

もちろん、レディスクリニックでもちゃんと診察してくれます。事実、私の乳ポンを見つけてくれたのは、まぎれもなくこのレディスクリニックの先生。どんなに感謝してもしきれないくらいです。ただ、これから診察を受けるなら、最初から乳腺外科に行ったほうがより確実なのでは？と思うのです。

というのも、レディスクリニックで視診、触診を終えた段階での先生のお見立ては「特に異常はない」だったから。普通なら、「なぁ～んだ、よかった！」と、

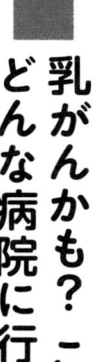

胸をなで下ろすところですが、そのときの私はどうしても「異常がない」とは思えませんでした。何の確証もなく、単なる勘だったのですが、もう少し詳しく診てほしいとお願いしてエコー検査をすると、やっぱりあったんです。最大径が数センチのかなり大きなポンちゃんが!!

そもそも乳ポンを疑ったのは、右肩から右胸にかけて、引っ張られるような違和感を覚えたから。乳ポンの自覚症状でよくいわれる「しこり」を見つけたわけではなかったので、専門でないお医者様が発見するのは難しかったのだと思います。自分の勘って、案外当たっているものです。もし、あのとき自分の勘を信じず、診断を素直に受け入れていたら……そう思うと、ちょっと怖くなります。

決してレディスクリニックがダメ、という話ではありません。**多くの症例を診ている専門の医師に診てもらうのに越したことはない**、ということです。お医者様との相性は、会ってみなければわかりませんが、どの領域を専門にしているかは、調べればわかります。**もし、乳房に違和感を覚えたのなら、乳房の専門医がいる乳腺外科へ行くことをおすすめします。**

## 乳房に違和感を覚えたら、迷わず乳腺外科に行きましょう。

治療

# 乳がんの検査をするなら、いきなり大病院？それとも近所のクリニックがいい？

あなたの胸の違和感が実際に乳ポンによるものだった場合を想定すると、手術などの治療を見据えて、最初から大きな病院で診てもらったほうがいいのではないか？　と考える人は多いことでしょう。確かに、いざ手術となれば、がんセンターや大学病院、総合病院などの設備の整った基幹病院で受けるのが一般的。効率的に考えたら、最初から大病院に通ったほうが得策のようにも思えます。

私の見解はどうかというと、**まずは自宅や職場の近くの乳腺《ブレスト》外科があるクリニックで診てもらったほうがよい**、と考えています。理由は、**住まいなど生活の拠点の近くにホームドクターが居てくれたほうが安心だし、便利だから。**

乳ポンは、再発予防の治療が進んでいる〝がん〟。たとえば、私は病理検査でホルモンレセプター※が陽性であることがわかったので、術後、ホルモン療法を受けながら再発予防に努めている真っ最中です。具体的には、数カ月に一度の割合で

※女性ホルモンをきっかけに増殖するタイプのがん。
病理検査で受容体＝レセプターがあるかないかを調べることでわかります。

ホームドクターのいるクリニックに通い、経過観察と毎日服用するお薬を処方してもらっています。そして、この治療は5〜10年、続く予定です。〝乳ポン〟の質によっても異なりますが、多くの場合、術後、数年にわたって治療を受ける必要があります。数カ月に一回のペースとはいえ、通いづらい病院に行くとなれば大変です。特に、完治して元の生活に戻ってしまうと、〝のど元過ぎれば……〟ではありませんが、案外、面倒に感じるものです。だとしたら、継続的に通う病院やクリニックは、近くて通いやすいほうが助かります。

最初に近所の乳腺外科で受診し、提携している基幹病院に紹介状を書いてもらえば、手術などの高度な治療のために基幹病院へいったん移ったとしても、治療後は近所の乳腺外科へスムーズに戻ることができます。最初から診てくれているホームドクターが近くにいる安心感は、長く〝乳ポン〟と付き合わざるを得ない患者にとってはかなり重要です。ホームドクターを探す、という意味でも、いきなり大きな病院に行くのではなく、自宅や職場に近く、通いやすい、長く付き合える乳腺外科を探すのは賢い方法だと思います。

## 近所の乳腺外科の中からホームドクターを探しましょう。

治療

# ホームドクター選びはどうしたらいい？

前項でも書いた通り、「よいホームドクターを確保する」ためにも、最初に診てもらう乳腺外科《ブレスト》選びは、とても重要です。なにせ、根治するまでの数年間、場合によっては数十年の長きにわたってお世話になる可能性大！のお医者様ですから。と言っている私は、どうやってホームドクターと出会ったのかというと……、完全に運まかせでした。乳腺外科の存在すら知らなかったくらいですから。たまたま行ったレディスクリニックで紹介してもらったのが縁で、信頼できる濱岡先生に出会えたのは、本当にラッキーだったと思います。

濱岡先生と出会ったことで、その後の治療がめちゃめちゃスムーズに進みました。実は濱岡先生は、週一回、乳がん治療の権威といわれる聖路加国際病院でも診察をされているんです。そのおかげで安心して基幹病院を聖路加国際病院に決めることができました。基幹病院に移っても、濱岡先生に治療チームの一員として情報共有をしていただける恩恵に浴すことができたのです。

私の場合は、〝たまたま〟でしたが、**自分でアタリをつけたホームドクター（乳腺外科の先生）が、どの基幹病院と関係が深いかを事前に調べておくことがかなり重要です。**紹介状を書いてさえもらえば、基幹病院はどこでも選ぶことができますが、どうせなら、紹介してくださる先生と基幹病院との関係性が深いに越したことはありません。**乳腺外科医の出身大学や勤務病院歴、特定の基幹病院への紹介実績などを確認すれば、関係性の強弱はある程度わかります。**関係性が深ければ、**ホームドクターに基幹病院の先生と密にコミュニケーションを取ってもらい、進捗を見守ってもらうこともできます。術後の治療を引き継いでもらうこともできる。**また、執刀医の先生とのコミュニケーションで困ったり、治療方針で迷ったりしたとき、相談相手として頼りになるのもホームドクターです。

先生との相性もあるので、事前情報だけで判断するわけにもいきませんが、何も調べず、ただ診察してもらいにいく、というのは私のように運まかせになってしまうのでおすすめできません。

## 候補に上がってみた乳腺外科医について調べましょう。

コミュニケーション

# 乳がんの疑い……。家族や友人に話すのは、どのタイミング？

乳がんの疑いがある時点で話すのか、それとも診断がついてから伝えるのかは、とっても難しい問題です。私の場合は、いろいろ悩んだ結果、仲のよい友人には〝疑い〟の時点で、母には病理検査の結果、乳がんであることが確定してから伝えました。

**どのタイミングで話すかは、自分のココロの問題と、相手のショックをおもんぱかるという二つの視点で考える必要がある**と思います。自他ともに認める楽天家の私でも、乳がんかもという人生最大級のハプニングには、さすがにビビりました。これを一人で抱え込むとなると、正直かなりしんどい。しかも、私は実家から離れ、一人暮らしを謳歌している独女。不安を吐露できる恋人もいません。ということで、ビジネスパートナーであり、20年来の友人であるカナザワをはじめ、気の許せる仲間に、早々に話しちゃいました(笑)。

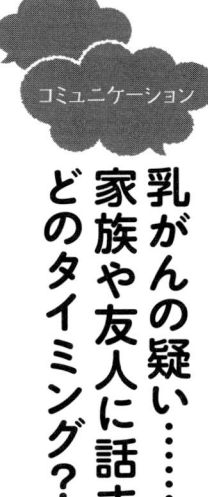

ちなみに、告白したのは、出産直前の友人の壮行会です。不安を口にすることで気持ちがラクになり、病理検査の結果が出るまでの10日あまりをごく普通に過ごすことができました。これも仲間のおかげ。ホントに感謝、感謝！　です。

一方、母に伝えたのは、乳ポンだと診断がついた日（＝告知を受けた日）の夜でした。病理検査の結果が出るまでのどっちつかずの期間まで、遠く離れた母に心配をかけるのは忍びない。母も若くはないですし。でも、診断がついたのなら、話は別です。いろいろ協力してもらわなければなりません。ビジネスの鉄則**「悪い話ほど早く報告するべし」**に従い、いち早く伝えたわけです。10年前に脳の病気で夫を亡くしている母。今度は娘かと、かなりショックを受けるに違いないと心配しましたが、「脳だと後遺症が心配だけど、がんなら治るからよかったわ」と、前向きなコメントにひと安心。改めて、母は強しを実感しました。

人生最大級の一大事に、弱い自分、不安を見せられる相手として、真っ先に思い浮かぶのは誰ですか？　まずはそのお相手に話してみるのがよいと思います。

**弱い自分を見せられる相手に話して、気をラクにしましょう。**

ココロ

## 精密検査の結果が出るまでの間、どう過ごしたらいい？

乳ポンが疑われる所見が見つかったら、悪性か良性かを確かめるために精密検査を行います。医療機関にもよりますが、組織を採取してから病理検査の結果が出るまで約10日程度。この期間がけっこうキツい。検査結果が出るまでは普通に生活を送るのがベストだってことは、頭ではわかっています。でも、実際には、悪性だったら……と考えてばかり。気晴らしにと立ち上げたはずのインターネットでも、つい乳ポンについてせっせと調べてしまう始末。それで気が晴れればいいのですが、得られる情報はハッピーなものとはかぎりません。闘病の末、亡くなった方のニュースなどを見つけてしまった日には、恐怖や不安に苛《さいな》まれるのがオチ。考えまいとすればするほど考えてしまい、そのたびに心がドヨ〜ンと落ち込んでいました。こんなことが10日も続くのかと考えたら、耐えられそうにありませんでした。

そんなとき、ひらめいたのです。**どうせあれこれ思い悩んでしまうのなら、自分にとってメリットのあることに頭を使えばいいんだ、**と。

そこで始めたのが食生活の見直し。これなら、もし悪性だった場合にも、早くから正しい対応をしていた、という充実感が得られます。良性でも、体によいことをしているので、「損した」という気分にはなりません。つまり、**どっちに転んでもメリットがある**というわけです(笑)。**意識的に頭を使うテーマ（＝ポンに効く食生活）を掲げたことで、不安の増幅を避けることができました。ネットで調べるのも、栄養素や食事の仕方、レシピにチェンジ。**調べては食生活の改善を繰り返すうちに、すっかりハマってしまい、おかげで心身ともに前向きな状態で、運命の瞬間を迎えられたのは大きな副産物だと思います。

人間は、放っておくと悪いことばかりをシミュレーションしてしまうものだそうです。**「考えない」ではなく、意識して考えたいテーマを掲げてみてはいかがでしょう。**精神的にキツい期間も、楽しく過ごすことができると思いますよ。

**どちらに転んでもメリットのあることを考えましょう。**

ココロ

# 精密検査の結果が出る日、一人で聞きにいく？それとも誰かと聞きにいく？

**検査結果を聞きにいく運命の日、一人で行くか、それとも誰かと一緒に行くか、悩ましい**ところですよね。ちなみに、私はビジネスパートナーであり友人であるカナザワと共に向かいました。でも、当初は一人で聞きにいく気満々でした。検査結果を聞くために栃木から母を呼び寄せるのも大変ですし、何より「悪性でした」なんて言われたら、母のほうが取り乱しそうで、ちょっと面倒だなと思ったからです。それにちょっぴり自信もあったんですよね、自分は最悪な結果を告げられても、冷静でいられるって。働き女子のキャリアサポートの一環で、自己分析のお手伝いをしている仕事柄、自分の特長を把握していることも大きかったと思います。なのに、結果的にカナザワと一緒に向かうことになったのは、「告知を受けて頭が真っ白になってしまい、その後の治療の話が上の空になったら大変だから」と、彼女が心配してくれたから。なるほど〜、そういう備え方もあるんだな、と感心しました（笑）。実際、頭が真っ白になることはなかったけれど、そばにいてくれるという安心感はとても心強かったです。

**検査結果を一人で聞きにいくのか、誰かに付き添ってもらうかは、自分の性格や価値観に沿って決めるのがいちばんだと思います。**正直、一人で聞きにいったほうが気がラク、という考え方もあります。それに一人なら、悪性だった場合、具体的な治療方法について、自分のペースでお医者様にじっくり相談することができます。一方、家族や友人など誰かと一緒に行く場合は、検査結果や治療方針について、自分では考えもつかなかった視点から質問を投げてもらえる、というメリットもあります。ただ、人によっては、本人より強いショックを受けてしまい、そっちのケアに翻弄されてしまうということもあり得ます。出産の真っ最中、付き添っていた旦那さんが貧血で倒れちゃう、みたいな感じですね。

いずれにせよ、**自分が望むカタチで聞きにいくのがベスト。人生の一大事ですから、思い切りわがままを通しちゃいましょう。**

**自分の性格や価値観を基準に、どちらが自分らしく聞けるかで選びましょう。**

ココロ

# 悪性との診断。どう受け止めればいい？

ポン告知を受けた瞬間、みなさんは自分がどうなると思いますか？　ショックで頭が真っ白になるのでは？　と想像する人も少なくないと思います。私もそうでした。ドラマのワンシーンみたいに、告知を受けた瞬間、脱力してその場に崩れ落ちたり、泣きわめいたりするのかなって。

実際は、拍子抜けするほどあっさりしたものでした。「検査の結果は、やはり悪性でした」と言う先生の言葉に、「そうですか。今後、どんな治療を受ければいいんですか？」と、普通に質問してしまったくらい。多くの人は「それは、つっちーが強いからだよ」と言ってくれますが、私の乳ポン友達に聞いても、ショックで立ち直るのに時間がかかったという人は意外と少ないんですよね。まぁ、私のポン友は、バリバリの働き女子が多いので、少し特殊なのかもしれませんけど（笑）。ただ、「ショックを受けていても治らない。そんなヒマがあるなら、具体的に何をどうしたらいいか、対処に動いたほうがいい」という彼女たちの頭の切り替え方は、参考になるのではないでしょうか。

告知を受ける心構えとして、検査結果が悪性か良性かに注目するのではなく、**悪性だった場合は次に何をするべきかと意識しておく**だけで、受けるショックの大きさは雲泥の差です。泣こうがわめこうが、患ってしまったという事実は変わりません。むしろ、ショックを受けて落ち込んでいる状態をいたずらに長引かせることは、免疫力を落とすことになりかねません。それでは、あなたの体内で「乗っ取ってやろう！」と虎視眈々と狙っているポンちゃんの思う壷です。**ショックを受けても、ショックを引きずらないことが肝心だということです。**

なんで私が……と恨みつらみを口にしても、事実は変えられない。でも、今できる最善の対応を講じれば、完治・根治できる可能性があります。**自分でコントロールできない「事実」ではなく、コントロールできる「対応法」に目を向けること。**これが完治への第一歩、ハッピー闘病ライフのコツだと思います。

**今からできる最善の策に目を向けましょう。**

コミュニケーション

# 悪性の診断結果がどうしても信じられなかったら……

「セカンドオピニオンをとったほうがいいですか？」とよく相談されます。そんなとき、私は、「検査結果にどうしても納得がいかなかないのなら、とったほうがいいですよ」と答えています。実際、かなり稀ですが、よくよく調べてみたら、実は悪性ではなく良性だったというケースもあるようです。それに、当人が納得していないまま本格的な治療に入っても、よい結果は得られないと思うからです。これはあくまで私感ですが、治療を受けていて感じたのは、心と体はつながっているんだということ。納得ずくで、前向きな気持ちで治療に取り組んでいると、不思議とよい結果が得られることが多かったのです。

私はセカンドオピニオンをとりませんでした。大前提として検査結果に納得していたこともありますが、何より早く具体的な治療に入りたかったから。よく聞く話なのですが、**診断結果に納得していないというより、診断結果を受け入れた**

**くないという思いから、セカンドオピニオン、サードオピニオンと病院ホッピングをしてしまい、本格的な治療に入るのが遅くなってしまった、という残念なケースもあります。**焦ってよく検討もせずに治療方針を決めてしまうのも問題ですが、自分が乳ポンであるという事実を受け入れたくないばかりに、せっかくの早期治療のチャンスをふいにしてしまうのはもったいなさすぎる。**時間は戻ってこないのです。**

セカンドオピニオンをとる前に、まずは勇気を出して、診断結果について疑問に感じていることをお医者様にぶつけてみましょう。その返答を聞いても納得がいかないなら、別のお医者様の意見を聞くのは◎だと思います。同時に、別のお医者様も悪性という見解だったら、そのときは素直に診断結果を受け入れようと決めることも、いたずらに長引かせないコツだと思います。

悪性という診断結果を受け入れ難いのはあたりまえです。けれど、診断結果を疑うだけの理由がないのなら、なる早で事実を受け止め、次のステップに進んでほしいと思います。

**病院ホッパーにならず、事実を受けとめることが大切。**

治療

# セカンドオピニオンは、どうやってとる？

どうしても診断結果に納得できずセカンドオピニオンをとることは、前向きに治療に向き合うための重要なステップです。乳腺外科《ブレスト》のある病院でも、セカンドオピニオンを受け付けていない場合があるので、**診てもらいたい病院候補を絞ったら、まずはセカンドオピニオンを受け付けているかどうかを確認しましょう。**また、セカンドオピニオンをきっかけに、そのままその病院で治療をしてもらうことになる場合もあります。セカンドオピニオンをとる病院は、その後、そこで治療してもらう可能性もあるということを念頭に選ぶとよいと思います。

**もし生命保険や医療保険に加入しているのなら、自分の担当者にセカンドオピニオンを検討していることを伝え、相談してみるのも手です。**生命保険会社で病院リストを持っているケースもありますし、仕事柄、患者に評判のよい病院や内情についての情報を持っている可能性が高いからです。その担当者が信頼できる人なら、セカンドオピニオンに付き添ってもらうのもよいでしょう。生命保険会社の担当者は医療従事者ではありませんが、ある程度の専門知識を有している人が少なくありません。困ったときの頼れる存在として相談してみるのはアリだと思います。

セカンドオピニオンをとりたいと思ったら、意見を聞きたい病院へ予約を入れると同時に、最初に診断してくれた先生にその旨を伝えましょう。というのも、マンモグラフィーやエコーなどの画像データや、病理検査の結果などの資料を持参する必要があるからです。セカンドオピニオンまでに必要資料を用意してもらいましょう。

また、**セカンドオピニオンをとりにいく前に、検査結果のどこに疑問を感じているのか、具体的に何について意見を聞きたいのか整理しておくこと。**通常、セカンドオピニオンは、30分～1時間程度です。限られた時間を最大限活用するためにも、事前準備をしっかりしてから臨みましょう。

**疑問点を整理してから、セカンドオピニオンに臨みましょう。**

お金

# セカンドオピニオンって、いくらくらいかかるの？

精密検査を受けた病院の診療費には健康保険が適用されるのに対し、**セカンドオピニオンは原則、全額自費診療**となります。

医療機関によっても異なりますが、**都内の有名どころの基幹病院であれば、30分〜1時間程度のカウンセリングで1〜3万円が相場です。**その他、セカンドオピニオンをとるために、最初の病院に画像データや検査結果などの資料を用意してもらう必要がありますが、画像データ等は買い取りになることが多いので、**セカンドオピニオンの費用の他に画像データ等の資料購入費も追加されることが多いようです。**

セカンドオピニオン、サードオピニオンは、全額自費で高額なうえ、予約をとるのにも時間がかかります。念には念を入れて、たくさんのお医者様の意見を聞きたいと考える気持ちは、よ〜く理解できます。私はたまたま最初から信頼できるお医者様に診断していただけたので、診断結果に対しては一点の曇りもなく納得することができましたが、逆にいえば、そこまで明確に納得できなければ治療に入ることはできなかっただろうと思います。

ただ、セカンド、サードと病院を転々とすれば、費用もかさみますし、時間もかかってしまいます。**それだけの費用（コスト）と時間（リスク）をかけてでもこのお医者様の意見を聞きたい、このお医者様の診断ならどんな結果でも信用できる**——そう思える病院、お医者様かどうかを念頭にセカンド（サード）オピニオンをとるべく行動してほしいと思います。

**セカンドオピニオンは全額自己負担。**
**高額なことを覚悟して。**
**信用できると思える医療機関を選びましょう。**

治療

# セカンドオピニオンの話をしたら、お医者様に失礼？

セカンドオピニオンをとりたいと思っているのだけど、そんなことを言ったら、お医者様の気分を害してしまうのでは……。これも、よく相談されることの一つです。確かに、お医者様からすれば、自分の診断を信用してもらえていないのかと、決して気持ちのよいものではないかもしれません。

**しかし、最近では患者の権利としてセカンドオピニオンが浸透しており、セカンドオピニオンに寛容なお医者様も増えています。場合によっては生死に関わる人生の一大事ですから、ここは他人の気持ちよりも自分が納得することを最優先に決断するのが良策だと思います。**

セカンドオピニオンをとるからといって、必ずしも最初に診ていただいたお医者様との縁が切れるわけでもありません。他のお医者様とコミュニケーションを取ってみたからこそ、最初のお医者様のほうが自分に合っていることがわかった、という話だって珍しくはありませんから。事実、私の友人にも、セカンドオピニオンをとり、そのままその病院で治療を受けていたのですが、いざ手術するという段階になって、やっぱり前の病院のほうがよかったと戻って治療を続けた人がいます。

**セカンドオピニオンをとる際に気をつけたいのは、最初に診断してくれたお医者様との関係を良好に保つ努力をしておくこと。**先生を信用していないわけではなく、あくまで他のお医者様の意見も聞きたいからだ、ということを伝えておきましょう。そのうえで、診断結果に納得した暁には、また診てもらう可能性があるので引き続きよろしくお願いしますという態度をとっておけば、戻りたいと思ったとき、スムーズに戻ることができます。

お医者様は、〝乳ポン退治プロジェクト〟に欠かせないブレーンの一人。相談できるお医者様が多くて損することはありません。白黒つけるのではなく、長くつながれる関係づくりを意識しておきましょう。

**セカンドオピニオンは、患者の権利。ただし、長く良好な関係が築けるよう配慮は忘れずに。**

治療

# 紹介してもらう基幹病院選びは、どうすればいい？

私は聖路加国際病院を基幹病院として、抗がん剤治療や手術療法を受けました。理由は、ホームドクターである濱岡先生とのつながりが深かったから。後になって、聖路加国際病院が乳がん治療において国内トップクラスの病院であることをはじめて知ったくらい無知な私でしたが、実際に治療を受けてみて、基幹病院選びにもコツがあるなと実感したので、みなさんと共有したいと思います。

基幹病院選びで重要になるポイントの一つが、**手術件数と対応できる術式**。乳ポンは体表面に近い部位にできるがんなので、手術リスクは内蔵のがんに比べると低いのが特長です。とはいえ、全身麻酔で行われる手術ですから、より安心して受けられる病院に越したことはありません。**それを見極めるヒントとなるのが手術件数**。雑誌やネットで調べられるので、年間どのくらいの件数を行っているのかチェックしてみましょう。**執刀医の人数にもよりますが、年間百件以上なら、**

**比較的、安心な病院だと思います。**

次に術式です。乳ポンは、ただ患部を切除すればOKという病気ではありません。術後の見映えも考えてメスを入れる美容的な意識も求められます。特に最近では、乳房の切除術と同時に一次再建を行う「同時再建術」が増えつつあります。**その基幹病院は同時再建術に対応できるのか、どのくらいの経験があるのかはもちろん、形成外科との連携をはじめ、どんな治療体制で取り組んでいるのか**といった点まで確認しておきましょう。

また、入院することを念頭に差額ベッド代※なども事前に調査しておきたいものです。命にかかわることだから、お金云々ではないという意見もありますが、無い袖は振れません。**捻出できる医療費とのバランスを考えた基幹病院選びも大切だと思います。**

**手術件数、得意な術式、治療体制を中心にチェック。入院設備や入院費なども確認し、バランスのよい病院選びを。**

※正式には「特別療養環境室料」。
基本的に1〜4人部屋に入室した場合にかかる費用のこと。

# 1
# 経験してわかった！
# これだけは押さえておきたい
# ホームドクター・執刀医選びのチェックリスト

〝乳ポン完治プロジェクト〟を成功に導くためには、
いかによいブレーン＝お医者様をプロジェクトメンバーに起用できるかがポイント。
人間同士の相性に関しては、
会ってコミュニケーションを重ねてみないと判断できませんが、
ドクターとしての力量は情報を確認することで、ある程度判断することができます。

1. ドクターの年齢は何歳ですか？
2. 医師としての経験は何年ですか？
3. 専門（得意、メインとしている）分野は何ですか？
4. がん治療関連の学会に所属していますか？
5. これまでにがん治療を行う基幹病院での勤務経験はありますか？
6. 医師免許の他に、治療に関連する資格を取得していますか？
7. 定期的に学会に参加していますか？
8. 論文を書いていますか？
9. 著書はありますか？
10. 紹介実績のある基幹病院はどこですか？
11. そのクリニックでできる治療はどこまでですか？

**1** 治療を受けて改めて思ったのは、**医師は重労働**だということ。**気力・体力が充実していなければ、いくら知識や経験があってもよい治療はできません。**また、**現役感も重要**だと思います。スポーツにたとえるとわかりやすいですが、どんなに素晴らしい選手でも試合＝第一線から離れてしまうと、試合感が鈍り、よいパフォーマンスができないもの。医師の仕事も同様です。ということで、私は、**気力・体力、そして現場感の面でも充実していて、第一線で活躍している30代半ば〜50代**を目安に見極めるのがよいと思っています。

**2** 同じ年齢でも、医師としての経験年数は異なります。まずは、**医師になってどのくらいなのか**。また、**現在の専門分野でのキャリアはどのくらいか**も確認しておきましょう。私は、10年前後の経験があれば◎と判断していました。

**3** 乳ポンを疑っている、乳ポンの治療を考えているのなら、乳腺外科《ブレスト》の専門医が理想。近くに乳腺外科を専門にしているお医者様が見つからない場合は、一般外科で乳ポン治療の経験があるか否かを確認しましょう。

**4** **一般外科の先生だとしても、乳ポンに精通しているかどうかを判断する目安になるのが、所属している学会です。**学会名に「乳がん」「乳腺」「がん」などのワードが入っていれば、少なからず乳がんについて研究していると考えてよいと思います。

**5** 基幹病院（大学病院や総合病院）の勤務経験を確認するのも重要。**基幹病院での経験があれば、乳ポンか否かの診断だけでなく、治療を含めた多数の症例に触れている可能性が高いです。**一般的に有名な病院かではなく、**乳ポン治療にどのくらい力を入れている病院なのか、ドクターが所属していた「診療科」はどこかを中心にチェックすること。**所属していた病院については、がんセンターなど病院名に「がん」というワードが入っていればわかりやすいですが、そうでない場合は、「がん治療」をテーマにしたムックなどで、年間手術件数を調べるとある程度判断できます。私は、**年間100件前後の乳ポン手術実績を一つの目安に、そのような病院に所属していた経験があるか否かを確認しました。**診療科に関しては、「外科」「乳腺外科」「腫瘍内科」あたりでの経験があるかをチェック。ちなみに**このチェックポイントは、具体的な治療をお願いする基幹病院選びにも使えます。**

**6** ドクターが、乳ポン治療について精通しているか、専門としているかを判断するポイントとして、資格にも注目。たとえば、乳ポン関連には**「日本乳癌学会乳腺専門医」「マンモグラフィ読影認定医」**などの資格があります。ドクターの意欲や専門知識レベルの判断材料になるので、要チェック！

**7** **学会に出席している＝積極的に最新の治療情報を得ていると判断できます。**乳腺外科としてのキャリアがあ

**合もそう判断できます**。逆に、**気になる基幹病院のＨＰ等で、パートナードクターや提携医院として掲載されているかどうかを確認するのもアリ**。ちなみに、深いつながりがなくとも、紹介してもらうことは可能です。あくまで、ホームドクターと基幹病院の橋渡しをスムーズにするための指標だと思って確認しましょう。

**11** ホームドクターを選ぶ際は、そのクリニックでどこまでの治療が可能なのかを確認しておくと◎。手術や抗がん剤治療、放射線療法などは、設備の整った基幹病院でお願いせざるを得ませんが、**定期検診や再発予防の治療など、長期にわたる治療に関しては、ホームドクターに引き受けてもらったほうが何かと便利**。クリニックにどのような設備やスタッフがいるのかを確認しておけば、無理のない治療環境づくりに役立ちます。

※ここでのホームドクターとは、
乳ポンか否かの診断をしてもらうクリニックや、
定期検診や再発予防の治療など、
定期的な診察や相談にのってもらう
ドクター（クリニック）を指しています。

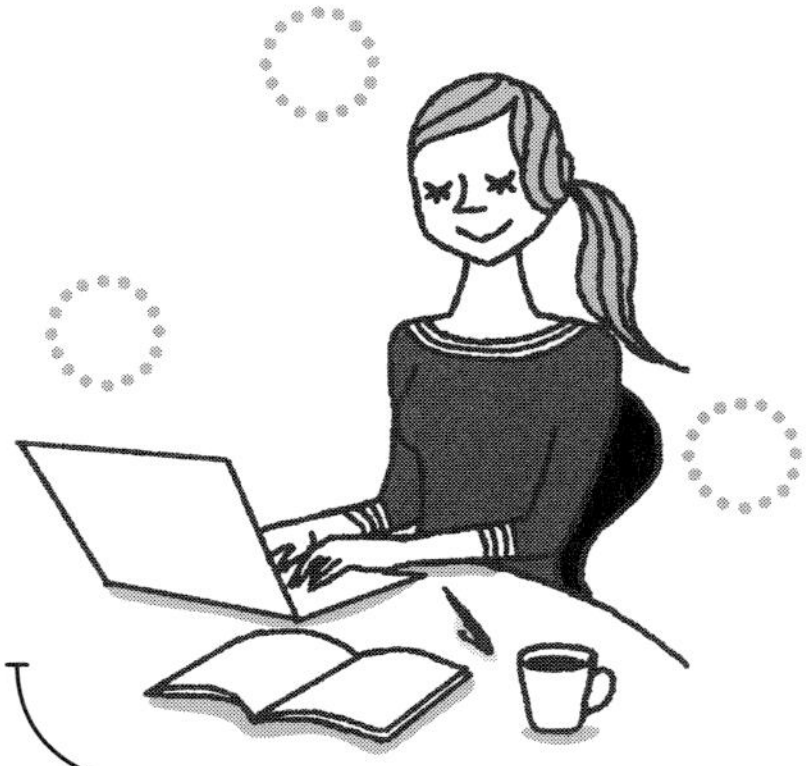

ったとしても、それが一昔前の情報では意味がありません。クリニックや病院のＨＰ、院内の掲示板に「学会出席のため、休診」といった告知があるかどうかを確認してみましょう。

**8** **学会に積極的に出席しているかわからない場合は、論文を発表しているかどうかを確認するのも◎**。論文の詳しい内容まで理解する必要はありません。あくまで、**乳ポン治療に積極的に取り組んでいるか最新情報に触れる努力をしているかを確認するため。テーマが乳ポンに関連するものなのか、いつ頃発表したものなのかを確認しましょう。**

**9** **著書がある、または乳ポンをテーマにした雑誌の特集やムックにコメンテーターとして出ていれば、客観的にある程度、信頼できるドクターと判断することはできます**。また、著書やインタビュー記事では、その**ドクターが治療に対してどのような想いやモットーを持っているかを確認することもできます。**気になるドクターの著書やインタビュー記事があるなら、一読してみるのも◎。

**10** 乳ポンの疑いがある場合、万が一のことを考えて、基幹病院とのつながりをチェック。一般的に、**お目当ての基幹病院の出身者なら、基幹病院内の事情にも精通して、院内に人脈がある確率が高いと判断できます**。また、私のホームドクターである濱岡先生のように、**週１日その病院で診察しているなど、パートナードクターとして活動している場**

# 第2章

## 具体的な治療への道

# 治療方法を確定するまでの“困った”

治療

# 診断がついてから本格的な治療方針を決めるまでにどのくらいの時間がある？

「本格的な治療に入るまで1～2カ月の時間がありますので、じっくり検討して治療方針を決めましょう」。これ、検査の結果、悪性だと告知された日にお医者様の口から出たお言葉。「ん？ ん？ ん～～～っ！」。正直、この言葉を聞いた瞬間は、よく理解できませんでした。悪性だとわかったら、即入院・即手術するものだと思い込んでいましたから。思わず、「1～2カ月も検討していたら、がんがもっと大きくなっちゃうのでは？」「他の部位に転移しちゃうんじゃないの？」と、立て続けに質問してしまったくらいです。

先生いわく、ポンちゃんの増殖スピードがいくら速いといっても、1～2カ月で劇的に大きくなったり、体中のあちこちに転移したりすることは〝稀〟なのだそう。それに、告知の時点でわかっているのは、採取した細胞が悪性だったということだけ。治療方針を決めるためには、どういう性質のポンちゃんなのか、採取した細胞をさらに詳しく調べる必要があり、そして、その結果が出るまでには、さらに1週間程度の時間がかかるそう。それ以外にも、ＭＲＩや血液検査やら、治療方針を決めるための検査（＝体の状態の情報収集）がてんこ盛りなので、検査をこなすだけでも軽く1カ月はかかってしまうとか。

ということで、せっかく時間に余裕があるのならと、私、けっこう調べました。後悔したくないのはもちろん、単純にこれから経験する闘病ライフに興味もありましたから（笑）。情報収集したのは、主に**❶代替医療も含めて、どんな治療法があるか　❷治療と仕事の両立策について　❸加入している生命保険がカバーしている内容　❹治療にかかるお金　❺治療中、生活で困ることは何か　❻治療内容と副作用**の六つ。治療方針が確定しているわけではないですが、そのときになって慌てずにすむよう準備することが目的でした。

**治療がスタートすると、生活および仕事との両立で猛烈に忙しくなるうえに、要所要所で文字通り命がけの選択と決断を迫られます。じっくり調べて検討している時間は確保しにくいので、この時期を有効活用しましょう。**

**本格的な治療が始まるまでは、じっくり情報収集をしましょう。**

治療

# 情報収集といっても、何を調べたらいいのかわからない

悪性だった事実を受け入れるだけでも大変なのに、検査しながら治療のこと、仕事のこと、生活のこと……、次から次へ考えなければならないことがやってきて、プチパニック状態に陥る人も多いはず。忙し好きな私も、さすがに訳がわからなくなりました。もしパニクっていると感じたら、まずは深呼吸。気持ちを落ち着かせてから、一つひとつ整理するのが得策です。私がまずやったのが、**リストの作成。気になること、やっておくべきことを付箋一枚に一つずつ、何枚も書き出しました。**書き出したら、今度は付箋に書かれた内容を見直しながら**「これとこれは一緒に調べられるな」とか「同じようなことだな」といった具合にいくつかに分類。**分類後は、**今すぐ取り組んだほうがよいものと、後でも対応可能なものとに分けて優先順位をつけました。**頭で考えていたときは、考えれば考えるほど、何から始めたらいいのかわからない！と混乱していましたが、書き出

すことで視覚化して見直せたことで、かなりスッキリ整理することができました。優先順位をつけて行動しているので、途中で不安になることもありません。

ちなみに私が優先的に調べたかったのは二つ。❶**どんな治療の選択肢があるのか** ❷**治療しながら、どのくらい仕事ができるのか**。❶にこだわっていたのは、「知っていたら、その治療を受けたかったのに……」と後悔したくなかったから。私のケースに適用できるかはさておき、理想的な治療法を知りたかったのです。

一方、❷はお医者様に「確かに腫瘍は悪性でしたが、今、あなたの体の中で何か悪さをしている状態ではないので、くれぐれも勝手に病人気分にならないでくださいね。ぜひ、仕事も続けてください」とアドバイスされたのがきっかけ。もともと仕事が大好きだったので、どんな方法なら無理なく治療と仕事を両立できるか考えたかったのです。

日々の生活を送りながら、検査や治療環境を整えるための活動……。乳ポン患者は超多忙です。すべきことに優先順位をつけるところからはじめてみては。

## すべきことを視覚化して、優先順位をつけましょう。

ココロ

# 闘病記を読んでいたら、気分が落ち込んでしまいました

そうなんですよね〜。私もいろいろ知りたくて、ネット検索しては乳ポンの先輩方の闘病ブログを覗いたり、体験者のインタビュー記事や著書を読んだりしていました。で、ちょいちょい重〜い気分に陥ってしまうのでした。本当は、ハッピー治療ライフを送るための参考情報を得るはずだったんですけどね。で、自分なりに〝どんより防止〟のためのルールを編み出しました。

その方法とは、名付けて**「知りたいテーマに絞って調べるぞ！ 大作戦」**。文字通り、**調べたいテーマのみに着目し、テーマから外れた記事は興味があっても読まない**という方法です。インターネットは、情報収集には便利なツール。ただ、その場の関心に任せて手当たり次第にページをクリックしてしまうと、もともと、調べていた内容からいつのまにか逸脱してしまいがちです。私の場合、参考になる闘病ブログを見つけ、興味がわいた記事を次々と読みあさっていたら、著者が

亡くなっていたとか、再発して大変なことになっていたとか、そのときの自分には刺激が強すぎる記事にたどり着いてしまうことが多々ありました。でも、今調べているテーマはこれ！と決め、仮に興味をそそられる記事があっても読まない、というルールを徹底すると、そういう失敗は激減。また、知りたいテーマのみに注目するモードだと、それ以外の情報があっても目に入りにくい、という効果もありました。

調べていて、**どうしても興味があるページを見つけても、その場ではクリックせず、テーマや記事タイトルをメモ。読んだほうがいいのか、単なる怖いもの見たさだったのかを後で判断し、調べたほうがよいとなったら改めてアクセスする**ことを心がけました。

本格的な治療に向けて精密検査を重ねているこの時期は、予想より悪い検査結果を聞く羽目になったり、お医者様から最悪のケースを聞かされたり、ショックを受けるような事態に直面しがち。必要以上に落ち込むことのないよう、調べる内容もコントロールするよう心がけましょう。

## 読む記事を意識的にコントロールして、落ち込み防止を。

コミュニケーション

# 病気のこと、家族にはどう話したらいい？

家族に「乳がんになっちゃった」ことを告げると思ったら気が重いですよね。だって、ショックを受ける姿が容易に想像できますから。特に、両親に話すのはツラいもの。子どもである自分がアラフォー世代ともなれば、両親もそれなりの年齢。最近、年とってきたな……なんて感じていたりすれば、親に心配をかけたくない！と思って当然です。我が家の場合は、父が10年ほど前に他界しているので、「夫に続いて、今度は娘？」と母がパニックに陥ったらどうしようかと、伝え方にはかなり気を使いました。

私が配慮したのは、**病気になったことだけでなく、症状やケースごとに具体的な対応策も一緒に伝える**、ということでした。私たち世代では、がんは治る病という見識が広がっていると思いますが、親世代の場合、「がん＝死」と結びつけがちです。そこで、病状を伝えつつ、こういう場合はこういう治療があるから大丈

## 症状だけでなく、裏づけのある具体策とセットで伝えて。

夫。もし、その治療で効果が見られないなら、次はこういう治療とこういう治療を組み合わせることができるから、といった具合に、症状と具体的な治療法をセットで伝えました。特に後者に関しては、お医者様から聞いた話や自分で調べた内容でしっかり裏づけをとるよう心がけました。

両親と一緒に暮らしている、または近くに住んでいて元気な姿を見せることができる場合は、会って伝えるとご家族も安心すると思います。うちの場合、母も地元の栃木で働いていますし、私は東京で仕事をしています。なかなか顔を見せることができませんから、こまめに電話をするよう心がけました。と同時に、母に**協力してほしいこと、してもらわないと困ることはお願いして素直に甘えること**に。逆の立場だったら、私も母に頼ってもらいたいと考えるだろうと思いましたし。また、具体的にしてほしいことを伝えることで、母も自分の役割を実感でき、そこに集中することで気を紛らわすことができたようです。こんなときは、甘えることも親孝行かもしれません。

コミュニケーション

# 上司や職場の人には話すべき？それとも伏せておいたほうがいい？

私の見解はズバリ、診断がついたら早めに上司に相談し、味方につけてしまうのがベストだと思っています。理由は、手術療法以外の検査や治療は通院でＯＫなので、職場の仲間やクライアントとの協力体制さえ得られれば治療と仕事の両立が可能になり、お休みする日数を大幅に減らすこともできるからです。

その際のポイントは、相談する時期ごとにその内容を整理しておくこと。具体的にいえば、**「診断がついたとき」「治療方針が確定したとき」に時間をとってもらい、今後の対応策について相談するのがよいと思います。**私も、このタイミングでビジネスパートナーのカナザワと作戦会議をしました。

**相談する内容は、「診断がついたとき」と「治療方針が確定したとき」で異なります。**前者では、病名と現段階での所見、大まかな治療スケジュールについて伝えましょう。まだ治療方針が固まっていなくても、精密検査の日数や、半休や全休の日数がどのくらい必要かを伝え、対応策を考えます。治療方針が確定したら、改めてその後の対応について相談したいとお願いしておくこともお忘れなく。

治療方針が固まったら、**「治療スケジュール／タームごとにできること／サポートをお願いしたいこと」「職場の仲間やお客様に伝えるか否か／伝える場合はどこまで伝えるか」**を焦点に話し合うと◎。その際、**大切なのは「自分はどうしたいのか」を明確にしておくこと。そのうえで、それを実現するための具体策を一緒に考えてほしい、というスタンスで臨むことです。**治療に専念したいから、期間限定で時間の融通が効く仕事に替えてほしいのか、逆に今の仕事や担当を全うしたいのでどんなサポートが必要なのかなど、意向を伝えなければ、上司も知恵の絞りようがありません。もちろん、意向が通らないケースも大いにありえます。でも、ダメ元で伝えなければ何も始まりません。乳ポン完治プロジェクトのリーダーは、あくまでもあなたなのです。新しい分野へのチャレンジだと考え、積極的にコミュニケーションを図りましょう。

**乳ポン完治プロジェクトのリーダーは自分という自覚を持って！積極的にコミュニケーションをはかりましょう。**

コミュニケーション

# 友達にはどう伝える?

私は隠して水面下で動くのが苦手、というか好きではないので、友人・知人にはオープンにしていました。それも、診断がついたその日にフェイスブックに投稿。さらに闘病ブログを立ち上げちゃったくらいです。

ただ、これはすべての人に当てはまる方法だとは思いません。私たちが運営する株式会社はぴきゃりでは、自分自身を振り返る際、i-color※という統計心理学をベースにした素質診断ツールの診断結果をガイドラインにしているのですが、私のように**「乳ポン完治」という具体的な目標を見つけたことで奮起し、闘病している自分の姿を包み隠さず表現することでモチベーションが上がるタイプもいれば、気づかれないように治療を進め、完治してから「実は、乳ポンだったんだ」と、周囲を驚かせたいと考えるタイプ、心を許せる人にだけ伝え、励ましてもらいながら治療に勤しむのが向いている人もいます。**ちなみに、私のi-c

※生年月日とその人の行動パターンについての統計データをもとにカラーセラピーの要素を加えた、はぴきゃりのオリジナルツール。持って生まれた素質、特色、自分の価値の傾向性がわかる。
http://www.i-color.info/無料i-color診断はこちら/

olor診断結果は、「表現グループ」の「コーラル」で、まさに包み隠さず派の典型です。

仕事のケースでは、早めに伝え、具体的な対応を講じないと、周囲に多大な迷惑をかけかねないので、その人に心を許していようがいまいが、最低でも上司など職務上のキーマンには伝えるのがビジネスパーソンのマナーだと思います。でも、プライベートの場合は別です。**自分の価値観に沿ってどうするか決めるのがよい**と思います。私のケースでいえば、自分の価値観に沿ってSNSで広く公表したわけですが、そのおかげで、小学校から大学時代までの懐かしい仲間と再会することができたり、乳ポンをキーワードに新たな出会いを得たり、友人・知人から専門分野を駆使した貴重な情報を教えてもらえたり、涙もののエールをいただいたり……。思わぬ副産物をたくさんいただくことができました。もし、伝えることに抵抗がないのなら、いっそのことオープンにしてしまうのも悪くないですよ(笑)。

**どこまでオープンにするかは、自分の基準で判断するのがベスト。**

お金

# 治療費は、どのくらい必要？

ぶっちゃけ、治療に充てられる金額が多ければ多いほど、選択できる治療の幅は広がります。ただ、標準治療といわれる「手術療法」「化学療法」「放射線療法」はどれも保険適用なので、日本全国どの病院で受けても治療費に大差はありません。ちなみに、私は**3割負担で精密検査代が10万円程度、化学療法代のうち、抗がん剤治療が25万円程度、手術療法代＋入院費が20万円程度でした。現在はホルモン治療中なので、年間5万円程度**かかっています。

**精密検査**として細胞診および組織診を三回、ＭＲＩ、ＣＴ、骨シンチグラフィー、血液検査や肺のレントゲン、心電図やエコーやマンモグラフィーなど。細胞診の回数が多いのは、脇のリンパ節と乳ポンが見つかったのと反対側の胸にも疑われる影がＭＲＩで見つかったため。反対側の胸は良性でしたが、脇のリンパは悪性だったため、急遽、ＣＴと骨シンチグラフィーが追加されました。追加の検査がなければ、半額くらいで済んだと思います。**化学療法**とは、抗がん剤治療やホルモン治療を指します。私は、術前に抗がん剤治療を、術後にホルモン治療を受けています。乳ポンの質や進行程度によっては実施しないケースもあり、使用する薬剤しだいで費用も変わります。また、Ｈｅｒ２タンパクが陽性の場合は、抗がん剤に加え、分子標的薬投与をするため、私のケースより高額になります。再発予防のためにホルモン療法を受ける場合は、年間5～15万円が2～5年にわたって必要になります。手術費は術式によって異なりますが、私は右胸の全摘手術＋脇のリンパ廓清《かくせい》※と入院11日分です。

私は受けていませんが、**放射線治療**の自己負担額は9万円程度とのこと。これらの費用の他、通院にかかる交通費、入院に際しての差額ベッド代や個室代、入院生活に必要なものの購入費などもかかります。1年目の治療費と経費としては、**150～200万円程度**準備するのが理想だと思います。

## 1年目の治療は、150～200万円程度を目安に用意して。

※リンパ廓清とは、リンパ節を摘出し、内部にがんが存在しているかどうか検査する手術手技。

お金

# 検査の費用は、どれくらい必要？

実は私、会計の際、財布を開けたら現金が足りず焦った経験があります。それは、乳ポンが疑われる細胞を採取する組織診を受けたときのこと。検査だから少し多めに現金を入れておいたのですが、これまで風邪をこじらせたりして検査をしても、せいぜい1万円程度だったので、そのくらいだろうという認識だったんです。ところが、実際の料金は予想の2倍ほどで……。ギリで足りない、となって思わず受付の方に「お金をおろしに行ってきていいですか？」と聞いてしまいました。「クレジットも利用できますよ」と言われ、カード決済してことなきを得た、というちょっと恥ずかしい経験をしてしまいました。

ちなみに、乳がんの検査にはけっこう高価なものがあります。たとえば**組織診は、細胞をしっかり採取して良性か悪性かを病理検査するもので、自己負担は1万8000円ほど。**後日、悪性だということが判明したので、採取した細胞のさらに詳しい病理検査の費用が加算されたのですが、それが6000円ほどです。MRIの結果、脇のリンパ節に転移が疑われる腫れが見つかった際は、**簡易な針生検で1万円程度、MRIも1万円程度**でした。

検査の中でいちばん高価だったのは**骨シンチグラフィーで、価格は2万円程度**です。ただし、骨シンチグラフィーは誰もが受ける検査ではありません。あくまで転移が疑われる場合のもので、MRIでリンパ節への転移が見られなければ行いません。私の場合は、脇のリンパに一つ転移が確認されたため行いました。乳ポンは骨に転移しやすい傾向があるため、その有無を確認する検査なのです。アイソトープという放射性物質を投与し、全身に回るまで数時間待機します。といっても自由にしていていいので、私は友人と病院で待ち合わせてランチをしました。その後、全身の画像撮影を行います。その人の身長や体重に合わせて投与するアイソトープを調合するうえ、調合したアイソトープの有効期限が短いため、どうしても高価になるようです。

進行状況で異なりますが、**検査費用は総額で数万円〜10万円が目安です。**

**検査費用の目安は、数万円〜10万円程度です。**

お金

# 手持ちの現金が足りなかったら、どうしよう……

加入している医療保険で最終的には治療費がまかなわれるとしても、**がんと診断された時点で保険金が支給されるタイプのものでないかぎり、保険金が支払われるのは、すべての治療が終わってから。つまり、それまではあなたが自分で立て替えなければなりません。**私が加入していた保険は、入院・手術した後に支給されるものでしたから、治療費は基本、自分で立て替えました。

月によってばらつきはありますが、**ひと月あたりの治療費は3～10万円程度。**これが9カ月間続いたので、けっこう重たくのしかかりました。しかも、この出費はあくまで治療費のみ。**通院の交通費や、乳ポンに関する書籍を購入したり、入院に際してパジャマや術後用の下着を購入したり、治療まわりでもちょこちょこ出費がかさみます。**また一人暮らしの働き女子の場合、治療中の家事も、自分でやらなければなりません。元気な乳ポン患者を自認する私も、抗がん剤治療の副作用が最も強く出る期間は、自分の食事を用意することですらツラかったのを覚えています。となれば、**副作用の強い期間だけ家事代行をお願いしたり、出来合いの食事をあらかじめ用意しておいたりしなければなりません。**そういう余計な生活費もじわじわとかさんでしまうわけです。

私は仕事をしながらの治療だったので、収入がゼロになることはありませんでしたが、たとえば**病気発覚時の有給休暇が残り少なかったら、収入が減ることも覚悟しなければなりません。**預貯金が潤沢にあればよいですが、前述の通り、治療費以外にも、いつ何時、現金が必要になるかわかりません。ということで私が活用したのがクレジットカード。大きな病院だと、カード決済をできるところも多いです。**決済後にリボ払いなど分割払いに変更して、ひと月あたりの出費をコントロールしました。分割にすると手数料はかかりますが、保険金が支給されしだい一括で残額を支払ってしまえば、それも最小限に抑えることができます。**

治療中は、なるべく現金を手元に残すのも、安心して治療を受けるコツです。

**なるべく現金は手元に。**
**支払いは、クレジットカードなどを活用するのが◎。**

治療

# 治療法が確定するまでにどんな検査をするの？それって痛い？

いきなりの告白ですが、私、痛いのが大嫌いでして……(汗)。それもかなりの筋金入りで、腕に注射を打たれて貧血を起こしてしまったことがあるほど。なので、精密検査と聞いただけで、頭がクラクラしたものです。

治療が確定となるまでに行われる精密検査には、

**❶乳ポンの状態を詳しく見るためのもの**

**❷身体の状態を把握するためのもの**

という二つの目的があります。

前者は、**マンモグラフィーや超音波検査、良性か悪性かを判断したり、がん細胞の性質を調べたりするための細胞診や組織診、病理検査、MRI、CTや骨シンチグラフィー**など。後者は、**手術に耐えられるか、薬に対するアレルギーはないか、また体調の変化を確認するための基準となるデータをとるためのもので、**

**肺のレントゲン、心電図、血液検査や尿検査**などです。

さて、これらの検査の中で、痛かった検査ダントツ1位は、組織診。局所麻酔をして太めの針を刺し、細胞を吸引するという検査です。私は何度か痛みを覚えたので、そのつど伝えて麻酔を追加してもらいましたが、同じ検査をしてもまったく痛くない人もいるそうです。ただし、薬が効いてしまえば、なんともないのでご安心を。検査後、仲間と食事に行ってワイワイやったくらいですから。

注射が必要なのは、MRIや骨シンチグラフィーですが、痛いのは注射のときのみ。ただ、MRIやCT、骨シンチグラフィーは、閉所が苦手な人にはちょっとツライかもしれません。マンモグラフィーも特に痛みを覚えることはありませんでした。個人差がありますが、生理前など胸が張る時期を避けるだけでもだいぶ違うそうです。「痛いのは苦手」と伝えておいたので、先生や看護師さんも配慮してくださいました。まぁ、回数を重ねると慣れちゃいますけどね(笑)。

## 痛みなど苦手なことは伝え、一緒に考えてもらいましょう。

ココロ

# 検査結果が予想より悪かったら……

乳ポン治療中、最もショックを受けていたのが精密検査期間。超音波検査やマンモグラフィーでは見当たらなかった所見がＭＲＩで発見されたり、詳しい病理検査をしてみたら、ポンちゃんの質がすこぶる悪いタイプだったり……。検査結果を聞くために病院へ行くたびに、予想より悪かった話をされるので、自暴自棄に陥りそうになったものです。

いちばんキツかったのは、ポンちゃんの核※グレードが最悪の3だと診断されたときと、脇のリンパ節に転移が確認されたとき。当初は、乳房切除の手術して、あとは再発予防の治療を続ければいい、くらいに考えていたので、乳房切除に腋《えき》窩《か》（脇の下）のリンパ節の廓清《かくせい》が加わり、化学療法として最も避けたかった抗がん剤治療も加わり、といった具合にどんどん副作用の強い治療が増えていくので、どんより暗～い気分になったものです。まぁ、根は楽天的なタチなので、そう長

※核グレードとは〝がん細胞の顔つき〟ともいわれ、
がん細胞の核異型度、核分裂像で判断されます。
判断には3段階あり、3が最も悪性度が高いとされています。

く引きずることはありませんでしたが。
　とはいえ、ショックが長引かないよう工夫はしました。名づけて**「ピンチをチャンスに変える3ステップ」**。**ステップ1は、ショックを受けている自分を素直に認めること。**変な話、いったんは「もうダメ！」と、一人涙したり、愚痴ったりしちゃったほうが、立ち直りは早くなります。**ステップ2は、話すこと。という か聞いてもらうこと。**自問自答していると、負のループに陥りやすくなります。でも、誰かに話すと、不思議と頭が整理され、客観的に振り返ることができるようになります。私は、検査結果を聞いてショックを受けるたびに、この本でもちょくちょく登場するカナザワに聞いてもらっていました。**最後のステップは、今の状況の中でプラスなことを探すこと。**たとえば、悪性度が高いということは、核分裂が盛んということでもあるから、抗がん剤が効きやすいのでは？とか、この段階で転移が見つかってラッキー！とか。どんな出来事にも、必ずプラスの側面やメリットがあるものです。落ち着いてきたら、プラスの側面に注目することで自分の気持ちを盛り上げるようにしてみてください。

**ショックを認め、落ち着いたら、プラスの側面を探しましょう。**

治療

# 提示された治療プランに、納得できなかったら……

いくらお医者様は治療の専門家でも、自分が納得できないのなら、すぐに返事をしなくてＯＫ。この時点で多少時間をかけても、納得できるほうがプラスは大きいからです。精密検査が終わった時点で、私が先生から提示された治療方針は、

●最大径５㎝を超える大きな腫瘤と乳頭直下にもう一つ腫瘤がある
↓**乳房の皮下全摘手術で、乳頭も切除**
●脇の下のリンパ節に転移がある↓**腋窩《えきか》の廓清《かくせい》**
●核グレードは「３」＋腋窩への転移↓**抗がん剤治療**
●ホルモンセレプターのエストロゲン、プロゲステロンはともに陽性
↓**ホルモン治療**
●Ｈｅｒ２陰性↓**特に分子標的治療の必要なし**

というものでした。で、私が納得できなかったのは、「乳房の皮下全摘手術＆乳頭

切除」「腋窩廓清」「抗がん剤治療」。そう、ほとんどの治療に納得できなかったんです。ということで、思いっきりダダをこねました。中でもいちばん話し合ったのは抗がん剤治療について。ポンちゃんだけでなく、骨髄とか胃や腸の粘膜とか、毛髪とか、元気な細胞にまで影響してしまうのがイヤだったんですよね。単純に副作用も怖かったし。それを全部伝えてみたら、先生は丁寧に応えてくれました（感謝）。毛髪は抜けるけど、吐き気は副作用を抑える薬でコントロールできること、正常細胞にも影響はあるけど、薬が抜ければほとんどの正常細胞はもとに戻ること、抗がん剤治療をしない場合、再発や転移の確率がグンと高まること、いま抗がん剤治療をすれば完治が望める状態であることなど、コミュニケーションを重ねるうちに冷静に考えられるようになりました。

**何がイヤで、どこに不安があるのかを伝えないと、先生もあなたにとって何が問題なのかがわかりません。**何もかも思い通りは難しくても、**妥協点を見つけることはできます。まずは、懸念事項をお医者様に伝えることからはじめてください。**

## まずは、お医者様に懸念事項を伝えることからはじめましょう。

治療

# 切らない治療を選択したい場合はどうすればいい？

女性にとって、乳房は重要なシンボル。できれば切除したくないですよね。私も一度は考えました。先端医療で適用できるものはないか、民間療法で対処できないか、などなど。そんな話をしたら、ビジネスパートナーのカナザワに「バカ言っているんじゃないよ。しっかり手術を受けて、治しなさい！」と怒られてしまいましたが。

最終的に私は選択しませんでしたが、乳ポン治療に使える先進医療に**陽子線治療**というものがあります。陽子線（水素の原子核）をビーム状にしてがん細胞に照射するという治療法です。放射線治療が、がん細胞だけでなく、周辺の正常細胞にも影響してしまうのに対し、周辺の正常細胞への影響を極力抑えたかたちでがん細胞に照射できるのが特長です。特に痛みもないそうなので、非常に魅力的な治療法なのですが、ネックは保険適用外だということ。つまり全額自己負担で、約300万円とかなり高額です。さらに、この治療が受けられる病院は全国でも数院しかなく、地方にあるケースが多いため、治療のための交通費や滞在費などかなりの額を用意しておかなければならないでしょう。

**あなたがもし、先進医療などの切らない治療を希望しているなら、まずは自分の症状に適用するかを確認してみるとよいと思います。**たとえば、くだんの陽子線治療を受けるには、体調面での細かな条件があったり、ポンちゃんがある場所によっても適用の可否が変わります。ちなみに、抗がん剤治療を一度でも受けてしまうと適用外になってしまうそうです。**本格的な治療に入る前に一度、基幹病院の担当医に相談することをおすすめします。**

**切らない治療を希望しているのなら、とことん探してみるのも◎。気になる治療が見つかったら、本格的な治療に入る前に相談に行きましょう。**

治療

# 納得できる治療法を選ぶには、どうすればいい？

私も経験してみてよ～くわかったのですが、納得ポイントは人それぞれ、ということです。結果的に同じ治療を受けたとしても、選択した理由はさまざま。つまり、別の誰かにとっては最良の治療方法だったとしても、自分にとってはイマイチな治療方法ということが大いにあり得るのです。

**納得できる治療法を選ぶコツは、自分が何を大切にしているのかを知ること。**端的にいえば、あなた自身のこだわりや価値観です。ちなみに、私が重視したのは、治った後の生活を病気発覚前の状態と遜色ない状態にすること。せっかく治っても、あれもダメ、これもダメでは、人生を楽しめません。命の時間の長短ではなく、質に重きを置いていましたから、見た目も含め、できるかぎり行動や生活に制限が少ない状態を取り戻せる治療を選びたいと思っていました。

一方、私の知人は「母親として何がなんでも生き抜きたい！」という価値観を持っていました。なので、標準治療だけでなく、免疫療法や食事療法など、がんに効くという治療があればできるかぎり取り入れていました。

**自分の価値観を知るコツは、その治療の何がイヤなのか、どうしてイヤなのかを、思いつくだけ書き出してみることです。そして、それらを見直してみると、自分がこだわっていること＝キーワードが見えてきます。**それこそが、あなたが治療法を選択するための基準です。自分基準がわかったら、お医者様に話してみてください。前述の通り、患者が何を望んでいるかがわからないと、お医者様も他の治療プランを提案できません。お医者様の頭の中には、さまざまな治療法とそのメリット・デメリットの情報が詰まっています。ネットで必要な情報を検索するときにキーワードを入力するように、**自分のこだわりキーワードが含まれる治療方法が他にないか、聞いてみるとよいと思います。**

ただし、必ず思い通りの方法があるわけでないことをお忘れなく。やるだけのことをやった、という事実も後悔防止になるので、ぜひ取り組んでみてください。

## まずは、こだわりとなる自分基準を探しましょう。

治療

# どうしても治療の決断がつかない。どうすればいい？

納得して治療法を決めるためとはいえ、短期間で自分の価値基準を見つけ出すのは難しいものです。そこで、一つおすすめの方法があります。同じ病気や治療の経験者（先輩）に、なぜその治療を受けることにしたのかヒアリングをするんです。仕事柄、自分の価値基準は比較的明確だとは思っていましたが、決断の際には自分の気持ちを確かめるためにもフェイスブックで知り合った乳ポンの先輩に尋ねたり、ブログやインタビュー記事で、その治療を受け入れた理由について調べました。

ヒアリングするときのポイントは、**「なぜその治療を選んだのか／受け入れたのか」という点のみに注目すること。**それ以外の知りたいことについて聞いたり、調べたりしてもよいのですが、前述した通り、ある程度、興味関心の範囲をコントロールしないと、触れたくない情報に直面してしまうことがあるからです。治療方針を決めるこの時期は、それでなくてもナーバス。今、見なくてもいい情報に触れてしまったがために、不安やストレスを溜めるのはおすすめできません。ヒアリングや調べる前は、「なぜそれをするのか」という目的を明確にしてからはじめるのがよいと思います。

次に、**理由の中で共感できるものがあるかどうか、という視点で振り返ります。共感できるものを見つけたら、今度は「共感した理由」を書き出してみます。書き出したものを見直してみると、何らかの傾向が見えてくるはずです。その点を参考に治療法を検討してみると、決断できない理由＝懸念事項が見えてきます。**

懸念事項が明らかになったら、お医者様や看護師さんに相談するもよし、自分で納得できるよう考え方を整理するもよし。**気になるポイントを一つひとつ潰していけば、徐々に決断へと近づけます。**

決断できないのは、納得できないポイントや懸念事項がクリアになっていないから。まずはモヤモヤポイントを明確にする作業からかかりましょう。

## 決断のために、懸念事項を明確にするところからはじめて。

治療

# 抗がん剤治療をするなら、術前と術後のどっちがいい？

抗がん剤治療に対して後ろ向きだった私ですが、術前に抗がん剤治療を行うと決めたとたん、やる気満々になってしまいました。

**抗がん剤治療の目的は全身治療。**画像では確認できない微細ながん細胞が潜んでいるかもしれないという観点から、がんが大きくなる前に叩いてしまおうという、いわば体内のがん細胞の大掃除です。既に成長してしまったポンちゃんを治療するためのものではありません。それゆえ、これまでは手術で病巣を取り除いてから、予防的措置として抗がん剤治療が行われてきました。ところが最近では、術前に行うケースが増えてきているのです。

**術前に抗がん剤治療を行う最大のメリットは、抗がん剤が効いているかどうか、自らの体で確認できること。**抗がん剤が効いて、病巣が縮小したり、消失したりするケースもあり、そうなれば当初の術式を変更することも可能になります。全摘ではなく、部分切除ですませたいと思っていた私にとって、術前のメリットはかなり魅力的でした。それに、結果がわかるほうが燃える気質の私としては、効いているかどうかわからない状態で副作用と向き合うより、病巣の変化で効き目がわかる術前のほうが、治療へのモチベーションも高くなるのは明白でした。

ちなみに、術前抗がん剤治療のデメリットは、そこにポンちゃんがいる状態なので、稀に治療中に進行してしまうこと。ただし、その場合は薬剤を替えたり、手術日程を繰り上げたりして対応できるとのことだったので、納得して術前を選びました。一方、術後の場合は、病巣を切除しているので、治療中に進行する心配がないことが最大のメリット。デメリットは、効いているかいないかの判断がつきにくいということです。

術前と術後のどちらがよいかは、その人の価値観しだいです。効くことを前提に治療を進めたい人なら術前のほうがよいでしょうし、1日も早く病巣を取り除きたい人は術後のほうが合っていると思います。どうせ抗がん剤治療を受けるのなら、どちらが自分に向いているか検討してみるとよいと思います。

## メリット・デメリットを比べ、自分に合っているほうを選ぼう！

治療

# 抗がん剤治療は拒否できる？

ポンちゃんの悪性度や進行具合によって、抗がん剤治療の必要性は異なります。無理やり治療させることはお医者様にもできないので、最終的には患者が自分の意思で決めるしかないものです。あくまで自由意思ですが、体験者の視点でアドバイスするなら、**お医者様が抗がん剤治療をしたほうがよいと強くすすめてくださる場合は、やっぱり受けたほうがよいと思います。**ただ、すすめられたから、しぶしぶ抗がん剤治療をするというのはよくありません。**事前に気になる懸念事項があるのなら、一つひとつクリアにしたうえで、納得して受けたほうが、よい結果につながる**ように感じます。

最近では、抗がん剤の副作用をコントロールする薬も開発されています。抗がん剤治療といえば、多くの人が激しい吐き気をイメージするでしょうが、私の場合はまったく吐き気を覚えなかったといってもいいくらいでした。髪の毛は抜けましたが、おしゃれウィッグで憧れのヘアースタイルを楽しむことができました。
確かに、抗がん剤の作用が強いときは、体全体のパワーが低下していることをしばしば実感しましたが、同時に薬の効果が弱まれば、あっという間に体調が回復することもわかりました。ちょっと大げさかもしれませんが、自分の身体が持つ潜在的なパワーを感じ、身体が必死に治ろうとがんばっていることを味わえたのは、この治療のおかげだと感謝しています。

抗がん剤がよく効いてくれたので、病巣は3分の1程度くらいまで縮小しました。脇のリンパ節に一つ確認されていた転移も、画像上は消失しました。結果的に、抗がん剤治療前に目論んでいた「全摘手術を部分切除に」という希望は叶えられませんでしたが、やるだけやってのことだからと、それまで以上に納得して手術に臨めたのも、抗がん剤治療の成果だと思っています。

抗がん剤治療をすすめられるのは、そのほうがメリットが大きいとお医者様が判断したから。ただし、自分の価値観とマッチしたプランとはかぎりません。先生や看護師さんとコミュニケーションを重ね、ぜひ納得する決断をしてください。

## やるもやらないも自分しだい。納得できる決断を心がけて。

コミュニケーション

# 担当医にうまく気持ちを伝えられない。そんなとき、どうすればいい？

私は比較的、お医者様に思ったことをぶつけてきましたが、それでも**うまく伝えられないな、と感じることはありました。そんなときは一人で悶々とせず、看護師さんに相談にのってもらうようにしていました。**

お医者様も、こちらが「相談したい」と希望すれば、じっくり時間を取ってくれます。でも、私が長時間先生を独占すれば、他の患者さんの待ち時間が長くなってしまうかもしれません。

なので、**病状や治療の目的、治療の中身など、お医者様でないと応えられないことに絞り、あらかじめ整理して診察時に先生に聞き、それ以外の、たとえば抗がん剤治療中の生活についてなどは看護師さんに相談するよう、意識的に分けていました。**

さらに、自分の気持ちや不安なことをお医者様にどう伝えたらいいかわからないとき、たとえば「こんなこと聞いてもいいの？」とか「もう少し、考える時間が欲しいんだけど……」といった際も看護師さんに相談し、アドバイスをもらうことが多かったですね。場合によっては、看護師さんが私の代わりに懸念事項を確認してくれたこともありました。

お医者様相手だと恐縮してしまったり、こんなこと聞いたら、言ったら、気分を害されるのでは？と心配になることもあると思います。その点、看護師さんになら気軽に相談できる面もあるのでは？　看護師さんの多くは女性なので、同性同士だからこそ話せることもありますしね(笑)。

乳ポンという人生最大級のピンチを乗り越えるプロジェクトのド真ん中にいるのが患者です。とりわけ**治療方針を決めるのは、プロジェクトの行く末を左右する大きな決断ですから、変な遠慮はせず、お医者様や看護師さんを味方につけ、自分らしい闘病ライフを手に入れましょう。**

**いざとなったとき、頼りになるのは看護師さん。まずは、相談してみるのが◎。**

ココロ

# 診察後に湧いてくるモヤモヤ。どう対処したらいい？

これ、めちゃくちゃわかります！　私も診察の帰り道に何度、言い表しようのないモヤモヤに悩まされたかしれません。べつに無理強いされたわけでもないのに、むしろ私のことを考えていろいろ提案してくれているのに、なぜかスッキリしないこの感覚。その正体がわからず、悩んだものです。

で、自分なりに整理してみたところ、その正体がわかりました。つまり、**お医者様と患者である私が見据えているゴールが違う――それがモヤモヤの原因なのです。お医者様にとっての最重要事項は、いかに私の乳ポンを完治させ、再発しない状況を作るかです。一方、私は病気を治すことも大事だけど、それ以上にどう生きていくかというＱＯＬ（生活の質）のほうに重きを置いていました。**その ため、微妙に会話が食い違っていたんですね。そのことに気づいたのは、抗がん剤治療をするか否かで話し合っている最中、ふとお医者様の口をついた「今この治療をすれば完治する可能性が非常に高くなるのに、どうして受けたくないの？」という一言に触れたときでした。この言葉を聞いたとき、「そっかぁ～、先生は完治を目指して提案しているのね」と、すんなり納得できました。と同時に、「その治療を受けることで今後、副作用に悩まされるのでは？　だったら受けたくない」と自分が思っていることもわかったのです。お互い目指している先が違うから、時間をかけてコミュニケーションをとっているはずなのにスッキリできないまま帰路についていたんだなぁ～と腑に落ちました。

以来、**「お医者様は完治を目指しているんだ」という心づもりでコミュニケーションをとるように変えました。**乳ポン完治プロジェクトのリーダーは自分ですが、プロジェクト成功の鍵を握るキーマンはお医者様。スタンスをほんの少し変えることで、モヤモヤによるストレスは激減し、納得のいく方向に調整しやすくなりました。**自分とお医者様の視点の違いを意識して、伝えるべきことをしっかり伝えるよう心がけてみてください。**

**自分とお医者様の視点は違う。**
**それを意識するだけでモヤモヤは激減します。**

COLUMN

# 2
# 乳ポンライフの味方！お役立ち書籍&ブログ活用術

私が乳がんと告知されて、知識を得るために
活用した書籍を以下にご紹介します。
また、先輩たちの体験ブログも非常に参考になります。
記事にコメントしたことがキッカケで、直接交流したこともあります。
自分と同じ症状や治療法を選択した方のブログをチェックしましょう。
ただし、余計な気疲れをしないために、必要な記事だけを読むこと。

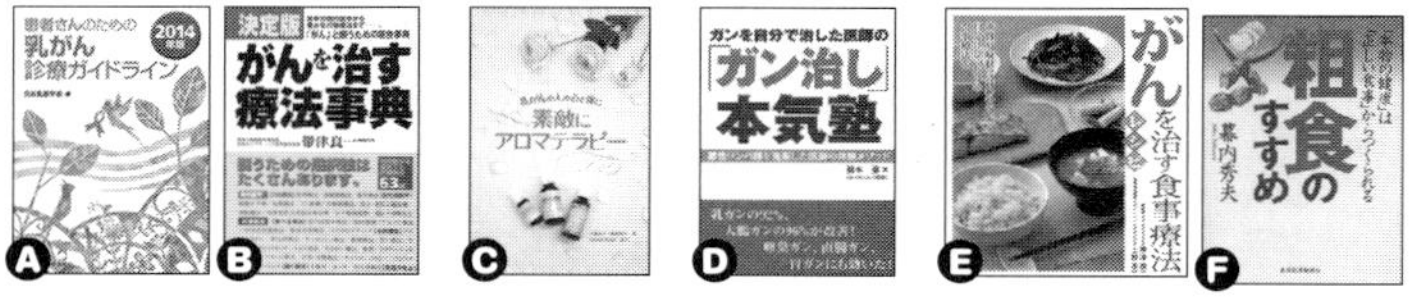


**Ⓐ『患者さんのための乳がん診療ガイドライン』**日本乳癌学会編（金原出版株式会社）
**Ⓑ『がんを治す療法事典』**帯津良一（法研）
最新の現代医学から代替療法まで、あらゆる乳がんの知識と両方を学びました。

**Ⓒ『乳がんの人の心と体に 素敵にアロマテラピー』**千葉治子・飯田智子（保健同人社）
乳がん体験者であり、看護婦とアロマインストラクターの二人の共著。
自らの体験をもとに考案されたハーバルケアは、副作用対策に活用しました。

**Ⓓ『ガンを自分で治した医師の「ガン治し」本気塾』**橋本 豪（マキノ出版）
食事・自律神経・メンタルを三本柱とする「セルフ治療」について紹介した一冊。
この本の購入をきっかけに〝乳ポン〟という言葉と考え方が誕生しました。

**Ⓔ『がんを治す食事療法レシピ』**帯津良一・上野圭一（法研）
**Ⓕ『粗食のすすめ』シリーズ** 幕内秀雄（東洋経済新報社）
代替食事療法と現代栄養学、日本人に適した食事法など、
食生活を見直すのに参考にしました。

☆その他がんの研究機関（公益財団法人 がん研究会、
独立行政法人 国立がん研究センター がん対策情報センター）のサイトも
情報収集に役立ちました。
信頼できる団体のサイトをチェックしましょう。

# 第3章
# 治療中の“困った”
# ～通院編～

仕事くらし

# 完治を目指すなら、治療に専念するために仕事は辞めたほうがいい？

答えは、NO。これは自信を持って断言できます。乳ポンは進行してしまうと命にかかわる大きな病気です。でも、乳房内またはリンパ節に転移が見られる状態だけでは、「衰弱して動けない」「痛くて仕事どころじゃない」といった自覚症状はほとんどないと思います。むしろ、こんなに元気なのに、と診断結果を疑いたくなる気持ちのほうが大きいのではないでしょうか？　私自身がそうでしたから。

いくら元気でも、もちろん治療は必要です。けれどそれ以外は、**普通に仕事していたほうがいろんなメリットがあると思います。**　**一つ目は、精神面。**考える時間があると、どうしたって病気のことを考えてしまいます。すると、気持ちの面から病人化してしまいます。でも、仕事をしていたら、そんなヒマはありません。大変なこともありますが、**仕事で得られる達成感や充実感は、自分の免疫力アップには何よりも効果的だと思います。それに仕事をしていれば、居場所がある安**

**心感が得られ、経済的な不安が軽減されます。**私も闘病中、仕事があるおかげで救われたことは数えきれないほどありました。クライアントから「手伝えることは協力するからこのまま担当を続けて」とか、「元気な姿が見られて安心した」と言っていただいたり。目の前の仕事に集中することで、不安を覚えているヒマなんてなかったくらい。どんな仕事であれ、自分の役割があることのありがたさを実感したものです。

**二つ目は、経済面。**前項でもご紹介しましたが、治療にはお金がかかります。社会保険制度によって、月額の自己負担額は最小限にとどめられていますが、数万円単位の毎月の出費は、経済的な不安をかき立てます。そんな中、仕事を辞めて収入が断たれたら、目も当てられません。**手持ちの現金が減るスピードを緩やかにするには、いくらかでも収入があったほうがいい。収入があれば、治療中ががんばっている自分にご褒美もあげられます。**私は診察の日は、病院の最上階にあるレストランでちょっとリッチなランチをしたりして、自分で自分をねぎらっていましたが、それができたのも収入があったおかげです。

**治療中だからこそ、仕事のメリットを実感。ぜひ、続けて。**

仕事くらし

# 抗がん剤治療をしながら、仕事はできる？

こちらも、自信を持って「できる！」とお答えします。なぜなら私自身、できましたから。**抗がん剤治療をしながら仕事を続けるコツは、ズバリ一人で抱え込まないこと。**

なぁ〜んて書いていますが、私は頼ったり、仕事を振ったりするのが大の苦手。そんな私が、周囲の協力を取り付けなければ乗り越えることができない事態に陥ったということは、きっと神様からのメッセージだったのだと思います。「いい加減、一人で抱え込むスタイルを改めなさい」って。

まずは逆の立場だったら、と仮定して考えてみました。

**仕事していていちばん迷惑なのは、突然、予想外の仕事が降り掛かってくること。**でも、**あらかじめ予定されていれば、できる範囲で協力することはできます。**しかもその相手が、大きな病気と闘っているとなれば、できるかぎりの協力をしたいと思うだろう、と。というわけで、大きく二つのことを実践しました。

**一つ目はスケジュール管理。**検査や診察、治療スケジュールを開示し、日程を調整してもらえるよう、早いタイミングで関係各位にお願いしました。と同時に、抗がん剤の副作用で動くのが厳しい時期に関しては、自宅でもできる仕事を担当できるよう交渉したり、調整したり。どうしても外せない仕事がある場合は、抗がん剤の投与日を調整することもありました。

**もう一つは、物理的にできないことは早めに白旗をあげ、手伝ってほしいことを周囲に伝える**ようにしました。情報を共有することで、仮に突然休むことになっても対応してもらえるよう心がけました。

時間管理も周囲を巻き込むことも、**「どうすればできるのか」という視点に立って考えるのがコツ。**力を貸してと頼られたら、けっこう嬉しいものです。「迷惑をかけるのでは」ではなく、「あなたのことを信頼しているから」「能力を買っているから」ぜひ協力してほしい、と相手を尊重するスタンスを忘れなければ、喜んで協力してくれる人が多いことに気づけますよ。

## できないことは早めに認めて、協力体制を作りましょう。

仕事 くらし

# 通院での抗がん剤治療。一人暮らしでも大丈夫？

ちょっとした工夫をすれば、一人暮らしでも、抗がん剤の副作用が強い時期でも難なく乗り越えることができます。私が気をつけたことは、**「緊急連絡先の確保」「食事の確保」「効率的な導線の確保」**でした。

まずは、緊急連絡先の確保。**万が一、体調が悪くなったときを考えて、徒歩圏内に住む友人に何かあったら来てもらえるようお願いしました。**一人だと負担が大きいので、**メインを一人、サブとして二、三人に声をかけました。メインでお願いした友人＝カナザワには、家の鍵も渡しておきました。**幸い、緊急連絡をすることはありませんでしたが、準備しておいてよかったと思います。

次に食事の確保。お医者様からは、食欲がなければ無理に食べなくてもいい、と言われていましたが、治療中の楽しみといえば食事くらい。とはいえ、しっかり自炊したり、お弁当を買いにいくのはキツい。そこで、**豆乳でのばせばスープ**

**にできるよう、カボチャを裏ごしして冷凍したものやちょっと高級な缶詰、温めればすぐに食せるものなどを1週間分程度用意しておくようにしました。**ちなみに、副作用がキツい時期は、やっぱり食欲が落ちます。夏場だったこともあり、のどごしのよいものなら比較的おいしくいただけたので、野菜ジュースやスイカなどのフルーツを多めに冷蔵庫に常備していました。

最後は導線。**たいして動かなくても大抵のことができるよう、家具や物の置き場を調整しました。**普段は寝室のベッドで寝ていましたが、副作用がツライ時期は、リビングで最もトイレに行きやすい位置に布団を敷いて寝ることに。枕元にテーブルを配し、テレビや照明、エアコンのリモコン類、電話機、携帯電話やパソコン、お茶やスポーツドリンクなど必要なものすべてを、寝ているままでも手を伸ばせば取れるようセッティング。緊急時も考え、現金と保険証、診察券、病院の緊急連絡先をまとめて見えるようにもしていました。

**いかに余計なパワーをかけずに済ませるか、が副作用を乗り越えるコツ。**自分なりのスタイルを考えてみるのも楽しいと思います。

## 余計なパワーをかけずに暮らせる工夫を。

治療

# 抗がん剤の副作用ってキツい？

**ツラくなかった、といえばウソになりますが、イメージしていたものよりはずっとラクだった**というのが正直な感想です。ただ、副作用の出方は個人差があるので、どんな感じになるかは最初のクール（一回目の投与から二回目の投与までの期間）でつかむのがいちばんだと思います。ちなみに私のケースでは一回目のクールが最も軽く、投与後に連日深夜まで決算データとにらめっこできていたくらいです。

**副作用の出方は、投与する薬剤や投与スケジュールで異なります。**私は3週間に一回のスケジュールで、前半の四回をタキサン系、後半の四回は三つのお薬を混合で投与するFEC療法を行いました。**タキサン系の薬でツラかったのは、むくみや関節の痛みでした。**ただ、そのための薬が処方されるので、日常生活に支障をきたすことはありませんでした。後半のFEC療法のほうが副作用はキツいと聞いていたのでビビっていましたが、それほどでもなく、拍子抜けしたくらいです。ただ、タキサン系、ＦＥＣ療法に共通した副作用で、それなりに大変だったのが、「骨髄抑制」「味覚障害」「手足の先端のしびれ」です。

中でもいちばん大変だったのが、骨髄抑制。血液を作る機能低下にともない、白血球が激減するため、ウィルス等に感染しやすくなります。最も白血球が少なくなる投与の翌週は自宅で過ごすように調整していたのですが、どうしても外せない打ち合わせが入ってしまい、だるい体を押して完全防備で臨んだものの、やっぱり感染。帰宅後、すぐに高熱が出てしまいました。まぁ、そんなときのために超強力な抗生剤が処方されているので、大事に至ることはなかったんですけどね。味覚障害については、次項でご紹介したいと思います。

副作用の感じ方は個人差があるので、一概にこうとは言えませんが、自分の体験や周囲の乳ポン仲間の話を聞くと、**じょうずな付き合い方が必ずある**ようです。自分なりの付き合い方を見出すのがいちばんですね。

## 副作用の感じ方は人それぞれ。じょうずな付き合い方を。

治療

# 抗がん剤の副作用対策はありますか？

**副作用の中でも、軽減しやすいものと、対処するしかないものがあります。**

たとえば、骨髄抑制自体を軽減することはできません。白血球が少ないときは無理はせず、感染しないよう自重するのがいちばん。ただ、感染防止のための方法はあります。私は、天然の抗生剤と呼ばれるハーブ「エキナセア」や「よもぎ」をお茶として飲んだり、うがいに使ったりして予防に努めました。また、アロマテラピーが好きなので、ユーカリやティートゥリーなど抗菌作用のあるエッセンシャルオイルのうち、その日の気分に合うものを選んで焚いたりしていました。

**一方、ある程度コントロールできるのが「口内炎」です。**口内炎は、特に後半のクールで行ったFEC療法の副作用として知られています。ただでさえ、抗がん剤でパワーダウンしていますから、一度できてしまうと、治るのに時間がかかります。痛みから、さらなる食欲低下にもつながりかねません。私は、口腔内を清潔に保つために歯医者さんで使われている殺菌水でのうがいを取り入れました。個人向けには一部の歯医者さんでしか販売されていない商品ですが、効果はてきめん。もともと口内炎ができやすい体質だったのにもかかわらず、治療中は一度も口内炎に悩まされずにすみました。ちなみに、ブルーマーロウというハーブティでうがいをするのも効果があるそうです。

私の味覚障害は、「味を感じにくくなる」「後味が苦くなる」というもの。味覚障害自体をなくすことはできませんでしたが、軽減に役立ったのは、舌のお掃除と、酸味のある食事。舌の掃除に関しては、市販の舌用ブラシを使いました。食事はいろいろ試した結果、酸味だけが普通に感じられ、後味も悪くならなかったので、ごはんはもっぱら酢飯。そこに、ミョウガや大葉、ごまなどの薬味を混ぜ、お肉やお魚など、そのときの気分で食べたいものをのせる「なんちゃってちらし寿司」でしのぎました。

乳ポンの先輩たちの経験に基づいたいろいろな対処法を参考に、自分がやりやすい方法を見つけるのが近道かもしれません。

**先輩の体験談を参考に、実践しやすい対処法を見つけましょう。**

治療

# 抗がん剤治療をスムーズに進めるためには、どうすればいい？

**副作用からの回復期にどこまで体調を戻せるか。**私はこの一点に集中して体調管理をしていました。そのおかげなのか、全8クール、一度もスケジュールを変更することなく、すこぶる順調に治療を進めることができました。

**抗がん剤治療をスムーズに進めるには、血液の状態を保つことが重要です。**というのも、抗がん剤は骨髄の造血細胞にダメージをあたえ、造血機能を低下させる作用があるからです。血液の主要成分のうち、赤血球は約120日と寿命が長いのに対し、血小板は7日程度、白血球は3日と寿命が短いので、数日間とはいえ造血機能がストップしてしまうと、あっという間に数値が低下してしまいます。

白血球が一定数を下回ると、免疫機能が著しく低下してしまうため、生命維持に影響が出ます。そのため、抗がん剤投与の前には血液検査をし、白血球や白血球の成分の一つ、好中球が規定値を上回っているかをチェック。骨髄抑制で減少する分を見込んでも、十分な数値であれば投与し、低い場合は薬剤の量を減らしたり、輸血をしたり、投与スケジュールをずらして調整をします。すでに投与スケジュールに合わせて仕事の予定を入れていたので、何が何でも受けたくて体調管理には気合いを入れていました。

副作用の真っ最中は、造血工場が休業している状態なので、血液の元となる成分をいくら摂っても意味がありません。食欲自体も下がっているので、基本、食べたいものを食べました。でも副作用から回復するタームに入ったら、話は別です。直接白血球を食事で作ることはできないそうですが、血液を作るのに必要なタンパク質やビタミン、ミネラルが豊富な魚介類や海藻、大豆食品、野菜をしっかり摂るように心がけました。また、栄養バランスを整えるためのサプリメントも活用しました。それが功を奏したのか、抗がん剤治療をはじめる前の血液検査より、治療中の血液検査の結果の数値のほうがよくなっていました(笑)。

がん細胞が復活しきらないタイミングで次の薬剤を投与するのが、効果を享受するコツ。投与スケジュール通りに進めるためには、セルフケアも必要です。

## 回復期にいかに体調を戻すか。そこに集中しましょう。

仕事
くらし

# 抗がん剤治療中の生活はどうすればいい？

ポイントは、**副作用が重い期間をいかに快適にやり過ごせるか**。そういう視点で考えると、緊急時対策をしておけば、一人で挑むのも悪くはありません。

私の場合、骨髄抑制で造血機能が最も低下している3〜4日は、ひどい貧血状態に悩まされました。あっかんべーをすると、赤いはずの下瞼の裏が真っ白。でもって、そりゃあもう、だるいんです。トイレに行くのも面倒で、本気でおむつをしちゃおうかなぁ〜と考えたくらい。事実、人様にはとてもお見せできないほどのグータラ生活をしていました。トイレまで最短距離である部屋の一角に布団を敷いて横になっているのが基本スタンス。でもって、欲しくなったら、枕元に置いてあるクーラーバッグの中の飲み物や冷たいスープ、フルーツを横になったまま飲食……。誰になんの気兼ねもなく、そんな自分が最もラクだと思える生活を送れたのは、ひとえに一人暮らしだからだと思います。

**自分流快適グータラ生活を実践するには、どんな副作用がどのようなタイミングで出るかを把握することです。**私は最初のクールから、**スケジュール帳にその日の体調で気になったことや、しておけばよかった、と感じたことをメモしていました。副作用から回復し、自由に動けるようになったら、メモを参考に次のクールに向けて準備をします。**2クール目、3クール目と、同じようにしておくと、快適さの精度はかなり高くなってきました(笑)。

また、**回復期間は、副作用を乗り切った自分へのご褒美ということで、友人と食事や旅行に出かけ、思いっきり楽しみました。**メリハリをつけ、じょうずに気分転換することで、次のクールへ前向きに挑むことができますよ。

治療期間は、せいぜい6カ月間。そのうち副作用が重いのは1クールあたり3〜4日程度。あくまで限られた期間ですから、割りきってグータラ生活をしちゃうのがよいと思います。**副作用をやり過ごす→自分にご褒美→次のクールの準備というサイクル**ができれば、案外あっという間に終了しちゃいますよ。

**割りきって、自分流の快適副作用ライフを見出し、乗りきりましょう。**

ココロ

# 不安になったら、どうすればいい？

私が最もおすすめしたいのが、ＳＮＳを使った「みんなで闘病プロジェクト」。方法は、いたって簡単。**「検査結果が思いのほか悪くて、プチ落ち込み中！」**とか**「ただいま副作用と格闘中」**とか**「このまま味覚が戻らなかったらどうしよう」とか、闘病中の悲喜こもごもを投稿するだけです。**

この方法の効能は大きく二つ。一つ目は、**吐き出すことでマイナスな思いを溜め込まずにすむ。気持ちを文字にすると、不思議と今の状況を客観的に見ることができるようになります。**しかも、ＳＮＳのよさは、誰かがその投稿を見るということ。**人が読むと思うと、「大変だけど、がんばる！」**とか**「なぁ～んちゃって！」だとか、自然と前向きなコメントも生まれてきます。**まさに一人のりツッコミ状態で、気持ちを整理することができます。

もう一つは、**読んだ人からの反応がパワーになるということ。**私は、フェイスブックに近況をあげていたのですが、「いいね！」をしてくれた方の名前を見るたびに、「私は一人じゃない！　がんばろう！」と心が熱くなったものです。特に、抗がん剤の副作用と対峙しているときは、「いいね！」が何よりのパワー源でした。くじけそうになるたびに、ＳＮＳを通じて寄せられる暖かい気持ちに支えられ、ときに励まされ、また勇気づけてもらったおかげで、大きなトラブルもなく前向きに取り組めたのだな、と感謝してもしきれない思いです。

「みんな、病気のことなんて、ましてや落ち込んでいたり、不安に苛《さいな》まれている話なんて聞きたくないよね」と最初は思っていましたが、**そんな弱い自分、ダメな自分、格好悪い自分を開示したことで、自分はこんなにも多くの人に支えられている、ということを目の当たりにすることができました。**

自分で言うのもなんですが、乳ポンを患う女性は責任感が強く、弱音を吐くのが苦手な人が多いように感じます。でも治療中は、なりふり構っていられません。「甘える」ことを学ぶチャンスと思って、思いきって気を許した仲間に弱音を吐いてみませんか？　きっと私の人生、悪くないなと感じられると思いますよ。

## 一人で抱え込まず、どんどん弱音を吐きましょう。

ココロ

# 健康な人にはわからないでしょ！と思ったら……

「それって、病気じゃないから、直面していないから言えるんだよね」って思ってしまうこと、私にもありました。頭ではわかっているんです、心配して言ってくれている、元気づけようと思って言っているんだってことは。でも、モヤモヤする気持ちを止められないんです。私の場合は、「今は再建技術が発達しているから、この際、健側（乳ポンではない胸）も豊胸してもらっちゃえば？」とか、抗がん剤の副作用で閉経してしまう可能性が高いという話題で、「私たちだって近いうちそうなるんだからさ」的なコメントに、思わず「イラッ」としたものです。いくら乳房再建で見た目は遜色なく造れるとしても、それは天然モノではなく人工モノ＝まがい物だし、いずれ閉経することはわかっているけど、ある日突然、思ってもみないタイミングでそれがやってきたら、いくらサバサバした性格の私だって、心の整理をするのに時間がかかります。

最初のうちは、自分の複雑な気持ちをわかってもらいたいという思いから、それとなく反論するなどアピールをしてみました。でも、そういう事態に直面していない人と本当の意味で共感するのは、やっぱり簡単なことではありません。そこで私がとった方法は、**ナーバスな話題は共感が得られる人とだけ話す**、というもの。ただでさえ現実を受け入れるのに苦労しているのに、わかってもらえなかった、と新たなストレスを溜めたら泣きっ面に蜂ですから。たいていは、乳ポンの先輩や今まさに闘病中の友人、他のがんで抗がん剤治療を受けた経験のある人に話して、聞いてもらっていました。

治療中は、心が揺れ動くことが多いもの。そんな心の機微は溜め込まずに話す、または発信することで吐き出すことが重要です。ただし、**話題によって伝える相手を選ぶことも、無用なストレスを溜めないためには必要。**日常的に思ったあれやこれは友人に、乳ポン治療ならではのナーバスな部分は同じ病気の先輩や治療中の仲間に相談する、といった具合に、意識的に使い分けることも大切です。

**話題によって、伝える・相談する相手を分けましょう。**

コミュニケーション

# 職場の仲間が必要以上に病人扱い。腫れ物扱いに困惑しています

これもよくある話。私は病気のことも治療中のことも公表していたので、パートナーや友人が乳ポンになってしまい、どうサポートしたらいいかわからない、という人たちから相談を受けることが珍しくありません。**乳ポン治療は、当人も大変だけど、身近な人も相当に心を砕いているんだな、**と痛感させられます。

正直、乳ポンになったことがない人が、**乳ポンになった人の気持ちや状況を正確にイメージすることは、ほぼ不可能です。**それが異性だったらなおのこと。だったら普通に、「してほしいことある？」「手伝えることがあったら言ってね」と聞いてくれればいいのですが、乳ポンという女性特有の病気だけに、聞くに聞けない状況もあるようです。つまり、腫れ物に触るような対応も、必要以上に病人扱いしてくるのも、その人なりに懸命に想像して、よかれと思ってしてているだけ。まぁ、悪意がないから、かえって面倒な場合も多いんですけどね。

**こういう状況だから、ここは手を貸してほしい。ここは自分で対応できるから引き続きやらせてほしい。そんなふうに、治療中でも自分でできることと、協力してほしいことを整理し、言葉で伝えてはどうでしょう。**こちらから要望を伝えると周囲もラクなようで、無用な気遣いは一気に減りました。それどころか、今まで以上によい協力関係が築けて、仕事もプライベートもさらにスムーズに回るようになったのです。

基本、自分のことで一杯いっぱいな状況なのが治療中ですが、同時に周りの人のサポートがあるからこそ治療に向かえるのも事実です。**できること、してほしいことを明確にすることは、支えてくれる人への心配りでもあります。**

職場の仲間が、あなたとどう接したらいいかわからないでいるように感じたら、できること、してほしいことを整理して伝えてみましょう。きっと、ごく自然な付き合いを取り戻すことができると思いますよ。

**自分でできること、してほしいことを整理して、自分から伝えてみましょう。**

コミュニケーション

# 一緒に暮らしている家族が心配しすぎて困ります

うちの母は私と考え方が似ているので、たとえば「抗がん剤治療を受けることにした」とか「治験に協力することにした」と報告しても、「あなたがよいなら、いいんじゃない」と、すんなり受け入れてもらえました。だから治療方針で揉めることはありませんでした。その代わり、周囲からは「その病院（お医者様）で本当に大丈夫なの？」「抗がん剤治療なんてやったら、命を縮めるだけって聞くよ」など、本当にたくさんのアドバイスや情報をいただきました。

当初は、自分のことを心配してくれる気持ちが嬉しすぎて、いただいたアドバイスや情報を全部実践しようと思ったのですが、すぐに立ち行かなくなってしまいました。というのも、〝あちらを立てると、こちらが立たなくなる〟状態が生じてしまったから。また、経済的にも物理的にも、全部を実践するのは困難でした。そこで、いただいた気持ちをむげにすることなく、私の治療ライフをよりよいものにするために、編み出したのが**「いいとこ取り大作戦」**でした。

やり方は簡単。**いただいたアドバイスや情報は、ありがたく受け取りつつ、〝確かに！〟とか〝これはいいかも？〟と思える部分だけをチョイスして、治療ライフに取り入れるだけ。アドバイスや情報のうち、共感&納得できるポイントだけに注目するのがコツです。**取捨選択できれば、炎上することはありません。それどころか、黙っていても各方面から体験談や最新情報、口コミ情報が集まってくるわけですから、こんな素晴らしい環境はありません。

実際に取り入れた部分がある場合は、お礼とともにその旨を、取り入れなかった場合は、他もあわせて検討した結果、今回は別の方法でいくことにした旨&アドバイスしてくれて嬉しかったことを伝えれば、相手の気持ちを踏みにじる心配もありません。

**アドバイスや情報に溺れることなく、ちゃんと活かすコツは、自分で取捨選択すること。**感謝の気持ちを伝えることさえ忘れなければ、家族も友人も納得してあなたの決断を支持してくれるようになるでしょう。

**全部取り入れるのでなく、取捨選択することを忘れずに。**

仕事くらし

# 抗がん剤治療中の育児はどうすればいい？

**仕事同様、育児をお休みする必要はないと思います。**むしろ、育児をしていたほうが気もまぎれますし、この子のためにも治さなければ、とパワーがみなぎるなど、治療効果にプラスの側面のほうが大きいはずです。ただ、抗がん剤治療中は、お子さんのためにも、ご自分のためにも配慮が必要です。

抗がん剤治療をする場合、注意するよう言われるのが、**薬剤を投与されてから48時間は、家族の衣服と一緒に洗濯をしたり、タオルを共有したりしないこと。**薬剤の大半は血管を通って体内に回り、ごく微量ですが汗や尿に混じって体外に輩出されます。抗がん剤を直に触ると、ただれたり、潰瘍ができたりするため、看護師さんもグローブをするなど、厳重体制で扱うほど強力な薬剤なのです。微量でも、新陳代謝が盛んな乳幼児に触れてしまうと、トラブルが起こらないともかぎりません。私が抗がん剤治療を受けていた当時、事務所にはカナザワの息子

(2歳)がいたので、2日間は、子どもが使うほうのトイレは使用しない、タオルやハンカチも他者が触れないよう管理していました。

次に、副作用が強い時期の育児。私の乳ポン友達は、**ご主人はもちろん、義理の両親、自分の両親、兄弟と、両家の家族を総動員してサポート体制を組んでいました。** こういうとき、両親はとても頼りになりますが、高齢になっている場合は頼りすぎるとダウンしてしまう可能性も。友人もサポーターが軒並みダウンしてしまい、一時は治療の中止を本気で悩んでいました。しかし、それでは彼女ががんばってきたことがムダになってしまいます。緊急事態と割りきって、**一時預かりやベビーシッター、家事代行サービスなどのサービスを駆使してでも、**治療を続けるようアドバイスしたことを覚えています。最終的に、友人は担当医に家の事情を話し、投与スケジュールや投与量を調整することで乗りきりました。

**トラブルが発生した際どう対処するかまで想定して準備をし、いざとなったら担当医に相談する。この二つを実践すれば、育児をしながら抗がん剤治療をすることは可能です。**

## サポーターがダウンしたときのことも念頭に、体制整備を。

仕事 くらし

# 抗がん剤治療をすると、妊娠できなくなるって本当？

必ず妊娠できなくなるわけではありませんが、**抗がん剤治療を受ける年齢によっては、そのまま閉経になってしまう可能性が高まるのは事実です。**私が抗がん剤治療を受けたのは、42歳になる年。**40代になってからの治療だと、卵巣自体が弱っていることもあり、〈薬剤閉経[※]→本当の閉経〉に至る確率は、実に80パーセント程度といわれています。**しかし、年齢が若くなればなるほど、抗がん剤の副作用でいったん薬剤閉経しても、治療終了後数カ月〜1年程度で生理が戻ってくる確率は高いそうです。

抗がん剤治療をスタートする前、お医者様や看護師さんからは「将来、子どもを望むのなら、卵子を凍結保存しておくという方法もありますから、パートナーの方と相談してくださいね」とアドバイスを受けました。が、彼氏いない歴を着々と更新している状態だった私には、相談するパートナーはおらず……（汗）。

※薬剤閉経とは、抗がん剤の影響で一時的に卵巣機能が低下し、生理が止まってしまう症状のこと。

まぁ、それはさておき、個人的にはけっこう悩みました。結婚願望が高いわけでも、子どもが欲しくてたまらないわけでもありませんでしたが、いざ閉経してしまうかもとなると正直複雑な心境でした。胸にメスを入れるうえに生殖機能まで奪われるなんて、これじゃあ私から「オンナ」の要素がなくなってしまう、と。それなら、卵子凍結するか？　というと、それも現実的には思えなくて。卵子を凍結保存したところで、産める可能性はかなり低いし、保険適用外なのでめちゃくちゃ高額。それに痛いし……。自分で自分を納得させるのは、ちょっと大変でしたが、生理が戻るか否かに関しては、運を天に任せることに決めました。

実際、抗がん剤治療をスタートしてすぐ不正出血があり、そのまま薬剤閉経となりました。そして、抗がん剤治療を終えて1年半の月日が経ちましたが、いまだ生理が戻ってくる徴候はありません。命には換えられない、という意見もありますが、女性としてのアイデンティティを失う可能性を受け入れるのは、かなりしんどい作業です。相談できるパートナーがいる場合は、ぜひ、とことん相談することをおすすめします。

## 40代は、そのまま閉経する可能性大。対策を相談して。

ココロ

# 術前化学療法の治療効果が芳しくなかったら……

私は、幸いなことに抗がん剤の効果があり、全8クールを終えた際に受けた検査では、当初2㎝弱あった脇のリンパの腫れは、画像上は確認できない状態に、病巣部分も半分以下にまで縮小していました。ただ前述した通り、ホルモン療法や抗がん剤といった化学療法を術前に受けても、患者の私たちが期待した通りの治療効果が得られないこともあります。特に抗がん剤は正常細胞への影響も大きく、コントロールできるようになっているとはいえ、やはり副作用がツラい治療。それだけに、思うような効果が得られなかったら、やっぱり萎えますよね。

ただし、**忘れてはならないのは、化学療法の目的は全身治療だということ。**期待していたほど病巣部分に変化が感じられなかったとしても、薬剤が効いている徴候、たとえば、しこりの輪郭がぼやけている、明らかに病巣部分の血流量が低下しているなど、医療従事者から見れば、十分効果が得られているということは大いにあり得ます。まずは、担当医に状況を詳しく話してもらうよう、お願いしましょう。私は、**少しでもプラスの変化がないか質問するようにしていました。**そして、**いくらかでも病巣部分にプラスの変化がうかがえるのであれば、「微細ながん細胞の大掃除には効き目がある」と考えて納得していました。**

ちなみに、抗がん剤治療では、クールごとに検査をしてポンちゃんの状況を確認するものとばかり思い込んでいましたが、実際は触診が中心です。超音波検査は前半の４クールが終わったタイミングで、ＭＲＩにいたっては全８クールが終わってからだったので、はっきり効いていることを実感できたのは、実は抗がん剤治療が終わってからでした。

治療の効果が実感できないと、つい後ろ向きになってしまう気持ちはよ～く理解できます。ですが、**一回一回の治療に一喜一憂するのは疲れますし、精神的なダメージも蓄積します。**とりあえずは効果があると信じて治療を受け、途中の診察では、**プラスの徴候を見つけるようにして、ツラい治療を乗りきりましょう。**

**一回一回の治療に一喜一憂せず、まずは効くと信じて治療を受けましょう。**

治療

## 治療の手応えが感じられません。セカンドオピニオンをとったほうがいい？

抗がん剤治療など、副作用が強い治療を受けているのに病状がよくなっている実感が得られないと、つい不信感を覚えてしまうものです。そうなると、お医者様の言葉も素直に聞けなくなってしまいます。そして、少しでも早いタイミングでセカンドオピニオンをとったほうがいいのでは？　なんて考えが脳裏をよぎるのも自然な流れかもしれません。

結論から言うと、むやみやたらとセカンドオピニオンをとるのはおすすめできません。治療の効果があったかどうかを判断するには、ある程度の期間、治療を継続しなければならないケースもあります。途中で中断してしまうと、正確な判断ができないうえに、得られるはずの効果が得られないリスクも考えられるからです。どうしてもセカンドオピニオンをとりたいのなら、今、受けている治療が一段落ついたタイミングでやるのがよいと思います。

とはいえ、治療効果が実感できず、治療の中断も視野に入れて悩んでいるのなら、まずは担当医に心境を話し、相談するのが大切です。相談しても埒《らち》があかない、ますます信用ができなくなった、となってからセカンドオピニオンを考えても遅くはないと思います。

具体的な治療に入る前にとことん検討し、納得してから治療をはじめるのが理想です。でも、現実にはなかなかそうもいかないもの。治療がスタートしてから不安や不信感を覚えたのなら、そのタイミングで**「治療効果を実感できるまでにどのくらいの期間が必要なのか」「自分が期待する治療効果が得られる確率はどのくらいなのか」「もし、治療効果が得られない場合、どのタイミングで判断し、どう対処するのか」**などについて、しっかりお医者様にヒアリングをしてから判断しても遅くはないと思います。

いずれにせよ、慌てて判断するのはよろしくありません。どこに不安や不信感を覚えているのかを整理し、まずは担当医にぶつけ、説明や対応に納得がいかなければ次を考える、というのがよいのではないかと思います。

**まずは担当医に相談。その印象で、次の対策を考えましょう。**

ココロ

## 経過が悪いから？ 先生が何か隠しているようで不安です……

お医者様の対応も含め、気になることがあったら一人で悩まずに、まずは相談することが大切です。日常生活でも、たとえば、友人の態度がいつもと違うように感じられて、「もしや、なにか気に障ることでもしてしまったのかしら」と悩んだのに、単に考え事をしていただけだった、なんて場合もありますよね。治療の現場も同じ。「経過が悪いから、先生の態度がいつもと違うの？」とヤキモキしていたら、単に疲れていただけだった、なんて取り越し苦労も少なくないと思います。

**不安を感じたら、当の本人＝お医者様に聞くのが理想。**
**でも、直接聞く勇気がないのなら、看護師さんに相談するというのも手です。乳ポンの先輩、可能なら同じ病院やお医者様に診てもらった人に相談するのもアリです。**とにかく、いちばんよくないのが、一人で勝手に思いを巡らすこと。これを続けていると、どんどんマイナスな想像が広がって、負のループに入ってしまいますから。

乳ポン治療の初心者である私たち患者にとっては、何もかもがはじめての経験。ただでさえ不安が多いだけに、お医者様のわずかな態度にも必要以上にナーバスになりがちです。でも、お医者様にとっては、お仕事であり、日常のことだったりします。それに、お医者様も生身の人間。疲れて元気がなくなることもあれば、家でイヤなことがあって悶々としていて、いつもとは違う態度や雰囲気を醸し出してしまうこともあって当然です。

勝手な思い込みで不安を増大させたり、ストレスを抱え込むことほどバカらしいことはありません。治療中は、無用なストレスを溜めないためにも、疑問や不安を覚えたらすぐに相談する姿勢を徹底してみてください。これが習慣化されれば、お医者様との関係はもちろん、プライベートや仕事上のコミュニケーションも円滑に運ぶようになると思いますよ。

**一人で勝手に思いを巡らさないこと。まずは、相談する習慣をつけましょう。**

COLUMN

# 3 自分でできる食生活の見直し方

治療に関しては、私は専門家ではないので、お医者様にお願いせざるを得ません。とはいえ、すべて他人任せだと落ち着かないのが、働き女子歴20年級の悲しい性。ということで、私なりにできることとしてはじめたのが、食生活の見直しでした。

私が実践したのは、幕内式食事療法を参考にしたオリジナル。基本は**和食で、玄米や雑穀米を主食に、野菜たっぷりのお味噌汁がメイン。タンパク源は、納豆やがんもどきといった大豆食品とお魚。ホールフード（すべてを食べる）を意識していたので、有機栽培＆天然ものにこだわりました。**一方、**禁止したのは、お肉や乳製品といった動物性食品、化学合成の食品添加物が入っているもの、砂糖や塩、小麦などの精製品。**

でも、ときどき、食べたくなるんですよね〜、禁止したものって。そんなときは、お肉はグルテンミートで、チョコレートはキャロブといった具合に代用品で対応するか、全粒粉パスタ、天然酵母と全粒粉、粗塩だけで作ったパンを取り寄せるなどして対応したので、言うほどストレスは溜まりませんでした。

代用品は少々値が張りますが、たまに食す程度なので、家計には響きません。むしろ、お腹がすいてから食べる、を徹底した結果、１日２食で十分になり、エンゲル係数は下がりました。さらに、しっかり食べているのに体重が減り、見事10kgのダイエットにも成功！　肌のコンディションも上向き、よいこと尽くしでした。

# 第4章

# 治療中の“困った”
# ～入院・手術編～

治療

# 執刀医を選びたいのだけど、可能？

病院の体制によって異なるとは思いますが、私が受診した聖路加国際病院では、執刀医を選べました。ついでに言えば、手術日もけっこう融通が利きました。では、どんな基準で選んだのかというと、偶然の巡り合わせだったのです。というのも、執刀医の希望を聞いてもらえるとは思ってもみなかったので、執刀医についてまったく調べていなかったんです。はじめての診察のとき、「手術日程と執刀医を決めたいと思うのですが、ご希望ありますか？」と聞かれて〝え〜〜っ〟と、心の中で叫びました。もし、希望を聞いてもらえることがわかっていたら、きっと**プロフィールとか評判とか事前に調査したのに……**。が、時すでに遅し。希望を伝えようにも、情報がゼロなので答えようがありません。苦し紛れに「ちなみに、どの先生がおすすめですか……？」なんて聞いちゃいました。当然のことながら「どの先生もいい人たちばかりですよ」という回答。「そりゃ、そう答えるしかないよね」と。そんなわけで、私は手術日程を優先して執刀医を選んだのですが、結果的には大当たりでした。改めて、乳ポン治療において私は本当に運がよかったなぁ～と実感します。

私はたまたまよい先生と巡り会えましたが、**もし執刀医を選びたいということであれば、事前に調べていくことをおすすめします。**絶対に希望が通るとはかぎりませんが、調べておかなければ希望を伝えることもできませんから。また、**基幹病院を紹介していただく際に、主治医&執刀医になってほしいお医者様の名前がわかっていれば、その先生にダイレクトにアプローチすることも不可能ではありません。**

命にかかわることだけに、この人ならと信頼できるお医者様に執刀してほしいと思うのは当たり前。執刀医についてもしっかり調べておきましょう。くれぐれも私の二の舞にはならないよう心がけてくださいね。

## 基幹病院の診察の前に、執刀医についても調べておきましょう。

治療

# 執刀してもらうなら、大御所？　それとも若手？

正直、どんなお医者様に切ってもらうのがいいのかという判断は人それぞれだと思います。大切なのは、**仮に何かあっても、このお医者様に執刀してもらったのなら仕方ないと思えるかどうか**。だからといって、何が起きても気にしないということではないのでお間違いなく。そのくらいの**覚悟ができる相手かどうかということ**です。その分野の大先生でもダメなら仕方ないと思えるのか、はたまた、成長真っ盛りの若手の先生にお願いしたいと思うのか。

あまり考えたくはないことですが、万万万万万が一のことを想定して、何が自分の納得ポイントかを確認してみるとよいでしょう。ちなみに私は、自分のケースが乳がん手術全体にとっての一助になればと思っていました。となると、大先生に執刀していただくのもいいのですが、若手※でも現場の最前線でがんばっている先生のほうがよいかもしれないな、と。体力的にも充実してるし、今後の乳ポ

※ここでいう若手とは、30〜40代の働き盛り世代を指しています。

ン治療に影響をあたえてくれる可能性も高い。とはいえ、若手なら誰でもいいかといえば、さすがにリスクが高すぎます。そこで**注目したいのが執刀数**です。

乳ポンをテーマにしたムックなどを見れば、各医療機関の乳ポンの年間の手術件数がわかります。たとえば**聖路加国際病院なら、年間の乳ポン手術件数は700件以上。それを執刀医の人数で割れば、一人あたりの手術件数が見えてきます。**もちろん均等割になることはないと思いますが、おおよそのメドはつきます。ヒアリングできるのであれば、実際に聞いて件数を確認するのがいちばんですが、目安で判断するのも手だと思います。ちなみに、私は**年間100件前後の執刀数**を一つの基準にして考えました。

私は諸々の検査の結果、手術前に抗がん剤治療を受ける決断をしたため、予定していた手術はいったんお流れに。抗がん剤治療を終え、改めて執刀医を選ぶ段になって、当初執刀していただく予定だったお医者様にお願いすることにしました。**何度かやりとりしていて信頼できるなと感じたことと、プロフィールを調べ、将来のある働き盛り世代だったことも決め手となりました。**

**大御所と若手。どちらの先生が納得度が高いかを基準に判断を。**

治療

# 温存手術を希望しているのに全摘手術をすすめられたら？

私も当初は、温存手術（＝部分切除）を希望していました。そのほうが入院期間も短くてすみますし、術後の乳房再建手術を検討する必要もありません。費用的な負担もずっと軽くなります。しかも昨今では、部分切除でも全摘でも予後に大きな差はないといわれています。といっても、それは腫瘍が小さく、リンパ節への転移が見られないような早期の場合。私のように腫瘤がかなり大きく、さらにリンパ節に転移が確認されたケースでは、全摘術をすすめられるのが一般的です。ご多分に漏れず、当初からお医者様の見解は、全摘のほうがよいというものでした。

それでも、部分切除術への可能性を追求したいという思いから、術前での抗がん剤治療を決意し、そのかいあって病巣部分はかなり縮小しました。最終の抗がん剤治療後の診察の際、先生の第一声は「部分切除もできなくはないけど……」。

実はこの言葉で「全摘でいこう！」と覚悟が決まったんです。先生は私の希望をちゃんと覚えていてくれた。この先生が全摘のほうがよいと言うのなら素直に受け入れようと思えたのです。病巣が縮小したといっても虫食い状態のため、広範囲の切除は避けられず、美容的な視点で考えると、胸の状態はかなり厳しくなることが予想されます。でも、とってもいい先生を執刀医に選んだんだなと嬉しく、選んだ自分を褒めてあげたい気持ちでした。

あえて全摘術を選択した背景には、**やるだけのこと（術前の抗がん剤治療）をやったという事実が大きかった**と思います。また、この先何年、何十年と生きることを想定したとき、やっぱりきれいな胸のほうがいいな、という気持ちもありました。あれこれ悩んでジタバタした経験から言えるのは、**決断がつかないのなら、あらゆる可能性を検討し、できるかぎりのことをやってみるのがいちばん**ということ。無理して聞き分けのいい子になる必要はありません。思う存分ジタバタして、スッキリした心境で手術に臨んでほしいと思います。

**聞き分けのいい子にならず、ジタバタしてみましょう。**

治療

## 同時再建をすすめられました。でも、今はそこまで考える余裕が……

わかります！　私も、まずはポンちゃんの摘出術を受けて、それからゆっくり考えようと思っていましたから。そんな考えを変えるきっかけになったのは、私の乳房再建術を担当してくれた先生の言葉でした。

「元来、オンナは欲張りなものよ。病気を患っているうちは、とにかく治ればいいと考えがちだけど、治療が一段落したら、元通りの胸を取り戻したい、もっとキレイになりたい！　と欲が出てくるものだから」

確かにそうかもなと妙に納得してしまいました。

乳房の再建には、エキスパンダーという皮膚を伸ばす拡張器を挿入する一次再建と、エキスパンダーを取り除き、インプラントを挿入する二次再建があります。**同時再建とは、乳腺切除と同時にエキスパンダーを挿入してしまうという術式。**

乳房再建のための手術が一回減るため、体力的にも経済的にも負担が少ないのが最大のメリットです。ここ数年、**インプラント（人工物）を使った乳房再建も保険適用になっているので、全摘術を選択したのであれば、同時再建を前向きに検討するとよいと思いますよ。**

ちなみに、**同時再建術は、対応している病院とそうでない病院がありますので、**事前に確認することをお忘れなく。また、同時再建には美容的な観点も求められます。外科的技術だけでなく、再建も視野に執刀している病院かどうかをチェックしておくとよいでしょう。**事前チェックのポイントとしては、自分の治療チームの中に形成外科医がいるかどうか、さらに乳房再建の症例が過去にどのくらいあるかどうかが重要です。**後々後悔しないためにも、後まわしにしないでしっかり考えましょう。

**全摘術を選択したのなら、**
**積極的に同時再建を検討しましょう。**

治療

# 治験への協力を打診されました。受けたほうがいい？

**治験への協力は義務ではないので、無理して協力する必要はありません。仮に協力を断ったとしても、患者が不利になることもありません。**

私が打診されたのは、抗がん剤治療によって、リンパ節の腫れが確認できなくなったためでした。具体的にはセンチネルリンパ生検を追加するというもの。現状では、化学療法によってリンパ節の転移が確認できなくなっても、念のため腋窩《えきか》リンパ節の廓清《かくせい》は行うのが基本です。ただ今後、画像で認められなくなった場合、リンパ節の廓清をせずにすむ可能性を検証するために、本来ならやらなくてもいいセンチネルリンパ生検を受けることに同意してほしいという要望でした。もちろん治験のための検査費用は病院側の負担です。

センチネルリンパとは、リンパ管に侵入したがん細胞が最初にたどりつくリンパ節で、手術前にラジオアイソトープ、または色素を局所注射します。手術中にセンチネルリンパ節を摘出し、がんが転移しているかどうかを調べる――これがセンチネルリンパ生検です。手術中に検査結果がわかるのが特長で、転移が確認されれば、腋窩のリンパ節を廓清するという流れになります。

この治験の打診を受けたとき、当初は協力に後ろ向きでした。理由は、局所＝乳頭に注射をしなければならないのがイヤだったから。なにせ痛いのが大の苦手なのです。それに痛い思いが増えるだけで、私にはなんのメリットもないからです。それが一転、協力すると決めたのは、私が今、受けている治療が確立したのも、乳ポンの先輩方の症例があったおかげと気づいたから。恩恵を受けているのだから、今度は後輩乳ポン患者のために何かしたいと考えるようになったのです。

誰もが治験の協力を打診されるわけではありません。私の場合は、抗がん剤治療の経過がよかったからこそです。治験への協力は、得られた効果のおすそ分けであり、さらなる治療技術向上への一助。**選ばれた者として、前向きに検討するのも悪くないと思います。**

## 治験を打診されたら、前向きに検討するのも◎。

仕事
くらし

# もう有給休暇が残っていない！入院はどうしよう

乳ポンになって実感したのが、サラリーマンに対する手厚さ。私は経営者の部類に入ってしまうので、使える制度がほとんどなく……。それはそれは、いいなぁ～と、ついボヤきたくなるほどです(笑)。

企業にお勤めしている人＝社会保険に加入している人が使える制度には、いろいろあります。その一つが、傷病手当金。これは、社会保険加入者のための制度で、有給休暇のように100パーセントお給料が保証されるわけではなく、減額はされますが休暇中も手当が支給されます。つまり、この制度を使えば、収入は減りますが、一定の収入を得つつ、休暇をとることができるわけです。支給を受けるための細かな条件はありますが、**一定の待機期間後、最大で1年6カ月まで支給対象となります。**支給される金額の目安は、日額の3分の2程度。病気やケガが理由で働けない状況であることが認められれば、退職後も最長1年6カ月までは支給を受けることができます。

とはいえ、よっぽど重篤な状態でないかぎり、退職することはおすすめできません。転職活動の面接で、既往症について伝える義務はありませんが、術後にホルモン治療が必要な場合は2～5年、長い人では10年にわたって定期的に病院に通うことになります。会社に隠したまま再発予防治療をするのは大変です。かといって、病気のことを伝えてしまうと、健康不安が理由で転職がうまくいかないという話もよく聞きます。まずは、今の職場で有給休暇を活用し、足りなければ傷病手当金を活用するとよいと思います。**傷病手当金等の交渉を自分でするのは気が重い場合は、産業医の先生に相談しましょう。**大企業なら社内に常駐していますし、中小企業でも法律で外部に産業医を持つことが義務づけられています。産業医の先生が休暇が必要と判断すれば、角が立たないと思います。

各企業で設けている各種制度の他、加入している社会保険の種類によってもさまざまなセーフティーネットがあります。**会社や加入している社会保険にどのような制度があるのか、ぜひ調べてみてください。**

## 会社や社会保険にどんな制度があるか、調べてみましょう。

お金

# 個室への入室を打診されたら……

最近は、プライバシーや手術後の感染予防などの観点から、大きな病院ほど大部屋が減り、その分、個室が増える傾向があるようです。ちなみに、私が入院した聖路加国際病院は全室個室でした。室料（差額ベッド代）の換算方法は、ホテルなどの宿泊施設とは異なり、滞在した日にち、たとえば1泊2日なら、2日分の料金がかかります。こちらは保険適用外ですので、全額自費扱い。聖路加国際病院は、いちばん安い個室でも1日3万円(税抜)でしたので、正直かなり大きな負担でしたが、その分快適に過ごせました。

個室への入室を打診された場合、**大部屋を希望するのであれば、その旨を伝えましょう**。ただ、差額ベッド代がかからない大部屋は人気が高いため、ベッドの空きがないことも。さらに、長期療養の人が優先されがちという事情もあります。希望が通らない可能性も多分にありますので、**個室になった場合のことも考えて**

**入院費用は多めに準備しておきたいものです。**

手術後の経過にもよりますが、**入院日数は長くて2週間程度、部分切除の場合は2～3日程度で退院することもザラです。**私は、全摘＋リンパ廓清《かくせい》で、乳房の摘出手術としては入院日数が長い部類でしたが、それでも入院日数は11日でした。

余計な費用はかけたくないという気持ちもわかりますが、病気の発覚から手術まで、精神的にも肉体的にもがんばってきたわけですから、この際〝**自分へのご褒美〟も兼ねて、個室で自由に過ごすのもいいのでは？**私は、観たいＤＶＤや読みたかった本を持ち込んで、思う存分、自分の時間を謳歌しました。また、**働き女子の友人たちは、仕事帰りに寄ってくれることが多いため、どうしてもお見舞いは夜に集中しがち。気兼ねなくおしゃべりを楽しみたいのであれば、やっぱり個室にかぎります。**数少ない病気をしてよい点は、懐かしい顔との再会が叶うこと。職場の仲間や普段交流している友人はもちろん、学生時代の懐かしい顔との再会は、このうえない楽しみの一つでした。

**治療に取り組んでいる自分へのご褒美も兼ね、あえて個室を選ぶのもアリ、です。**

治療

# 手術までに、どんな準備をしておけばいい？

**手術までの準備で最も大切なのは、体調管理。**風邪を引いてしまうと、手術を延期せざるを得なくなってしまうからです。

私のように術前に抗がん剤治療をした場合、約半年もの治療で、せっかく病巣が縮小したり消失したりしても、手術までに間が空きすぎてしまうと、再び大きくなってしまう可能性もあります。とはいえ、抗がん剤の副作用から十分に回復していない状態での手術はハイリスク。そのため、最後のクールが終わってから1カ月程ほどで手術日程を組みます。ツラい副作用と向き合い、それなりの効果を得たわけですから、最もいいタイミングで手術に臨みたいのが心情です。**特別なことをする必要はありません。**私は、**バランスのよい食事、十分な睡眠、規則正しい生活を心がけ、外出時はマスク、帰宅時はうがい・手洗いをする、**ごく基本的なことを徹底しました。ちなみに乳ポンの場合、食事制限はありません。節制ばかりではストレスがたまってしまいますから、多少のお酒もたしなみつつ、楽しく食事をとるようにしていました。

同時に、術後のことを考えた準備も着々と進めましょう。特に力を入れたいのが**下着と洋服**の準備です。同時再建を受けると、胸に入れた拡張器（エキスパンダー）が固定されるまでは、手術した側の手を上げることが制限されます。そうなるとTシャツやニットなど、被って着る服は着脱が困難なので、**身体を締め付けない前開きタイプ、または伸縮性があって下から着れるトップスやワンピースなどを用意しました。下着は、ノンワイヤーか前ホックタイプのブラが数枚あるといいですね。**

入院生活に切実なお金の対策として、高額療養費制度における**「限度額適用認定証」の申請があります。**ひと月単位の自己負担額が一定金額を超えると、超えた分が後日、戻ってきます。しかし、入院・手術など、あらかじめ限度額を超えることがわかっている場合は、病院に認定証を提示することで一定金額だけの支払で済ませることができます。先に立て替える必要がないので便利です。

## まずは、体調管理。同時に、入院&術後を考えた準備を。

治療

# 手術は誰に来てもらえばいい？

私は母に来てもらいました。あんまり考えたくないことですが、**もし、手術中に何かあったとき、速やかに対処してもらうためには、家族に付き添ってもらうのがいちばんです。親族でなければ、同意書にもサインができませんから。**私の親族といえば、母と弟になりますが、こういうとき頼りになるのは異性ではなく同性だなと思い、母にお願いしたわけです。何はともあれ、これが乳ポンを発症して、家族に付き添ってもらった最初でした。

手術前日の入院から母に付き添ってもらいました。執刀医の先生の計らいで、私の手術の順番は、なんと一番。朝一番だとスケジュールがずれ込むといった心配がないほか、先生の気力と体力も充実した状態なので、患者にとってのメリットは多いのだとか。とはいえ、朝の8時20分スタートは早い!! 母には、7時過ぎには病室に来てもらうようお願いをしました。

手術当日は、7時前に手術着に着替え、8時前に呼びにきたスタッフに連れられ、なんと歩いて手術室へ。手術室の入口までは母と伯母も一緒。そこで別れて手術室に入り、自ら手術台に乗る、という想像以上に普通な感じでした。ただ、手術室の内部はドラマで見るあの感じで「これが、あの手術室かぁ〜」と、ついワクワクしてしまい、テンションが上がってしまいました。

おかげさまで、手術は滞りなく終了し、病室に戻って、しっかり目覚めたのは術後数十分経ってのことでした。麻酔から覚めたとはいえ、とにかく眠いんです。そもそも、手術当日は身動きがとれないよう固定されているので、たまに目覚めては母たちと軽く言葉を交わし、また眠るという状態。手を借りたいこともなく、母も伯母も見事なくらいの出番のなさ(笑)。電車が混雑すると大変だから、と早めに帰宅してもらったくらいです。

私のケースのように、付き添ってもらっても、ほぼ出番がないのが通例ですが、万が一の場合を考えておかないといけないのが手術。**何かあったとき、誰に判断を委ねたいのか**という視点で、付き添いを頼む相手を考えるとよいでしょう。

## 判断を委ねられる親族に付き添いをお願いしましょう。

治療

# 手術後は、やっぱり痛い？

**痛くない！と言ったら嘘になりますが、私の場合は正直、拍子抜けするくらい軽い痛みでした。**先生いわく、胸は体表面に近いので、適度に鈍感になっているのだとか。よくドラマなどで「イタタタタ」と、患者さんが痛みに耐えながら笑っているようなシーンがありますが、私にはまったく無縁のことでした。

体験してみてつくづく思うのは、現代医療ってすごい！ってこと。手術後、病室に戻ってきたときは、酸素マスク、尿を排出するための管、点滴、胸にはコルセット、足にはむくみ防止の器具と、フル装備でした。ところが当日の夕方には、酸素マスクが取れ、翌朝にはコルセット、むくみ防止の器具、点滴、そして尿を排出するための管などが、あれよあれよという間に外され、気がついたら傷口にあてた大きなガーゼとドレーン※だけに。しかも、翌朝から普通に食事もできちゃうんです。トイレもシャワーもOK！　どこにも入院患者的な悲壮感や制限はあ

※手術の傷を閉じた後に溜まってくるリンパ液や血液を体の外に排出するためのもの。

りませんでした。ただ、前日ずっと横になったままなので、朝、起き上がるときだけは、看護師さんの付き添いが必要でした。クラクラしてしまう人が多いそうなのですが、私もそんな感じでした。すっごくお腹が空いているのに、頭がクラクラした状態で食事がままならなかったことが、今でも心残りです。

さて、本題の痛みですが、**何かを取ろうとして、手術した側の腕をつい伸ばしてしまったときは、ズキンッと痛みが走りましたが、それも一瞬の話。**そんなわけで、何度も手を伸ばしては、イテテテ……と失敗を繰り返していました。同時再建で拡張器（エキスパンダー）を入れていたので、**起き上がったり、寝返りを打ったり、体位を大きく変える動きをすると、拡張器も動いて一瞬痛みが走ることはありましたが、徐々に拡張器との付き合い方にも慣れ、退院する頃には痛まない動きをマスターしていました。**

痛みを我慢するのはナンセンス、というのが今の医療現場の常識。痛くてツライときは我慢せず、症状を訴えるのが快適入院ライフのコツですよ。

## 痛いときは、我慢せずにお医者様や看護師さんに相談を。

コミュニケーション

# 手術が無事終わった報告はどうする？

スムーズに治療を受けるには、周囲の人たちの協力は不可欠。いろいろサポートしてもらったり、心配してもらったりしているのですから、無事に手術を終えた報告は〝なる早〟でしたいものです。とはいえ手術後約1日は絶対安静状態なので、連絡したくてもできません。そこで私がしたのは、母に連絡を頼むことでした。

ただ、連絡する箇所が多いと頼まれたほうは大変です。そのうえ、たいていは相手との面識もありませんから、連絡を入れることがストレスのタネになりかねません。そこで考えたのは、**「連絡網大作戦」**。キーマンを決め、あらかじめ「母から連絡が入ったら、つながりのある人に知らせてほしい」と、お願いするだけの簡単な方法です。また、手術日程を伝えている友人や知人には、手術が終わる時間の目安と「手術が終わったら誰々に一報を入れるから」と言付けておきました。

そうすれば、気になる場合は、彼らが自ら確認することができます。

こういったお膳立てをしたうえで、一報を入れてもらいたい相手と連絡先を母に渡しておきました。私の場合は、仕事面でも友人面でも、カナザワが多くの人脈につながっているので、キーマン（最初に連絡する相手）には迷わず彼女を選びました。しかも、母とカナザワは面識があるので、母にとっても連絡しやすかったと思います。

自由に動けるようになってからは、主にフェイスブックで自分の状態を発信するようにしました。毎日、元気にしている様子を発信すると、SNSを通じたコミュニケーションが楽しめたり、「元気なら、帰りにちょっと寄ってみようかな」と気軽に立ち寄ってくれる友人も現れました。入院中はヒマを持て余しているので、こうしたコミュニケーションは楽しみな時間となりました。

術後、友人や知人とのやりとりは励みにもなります。誰にどこへ連絡してもらうかを考え、術後のお膳立てをしておきましょう。

## 効率的に状況を発信できる環境を整えておきましょう。

治療

# 手術後、どのくらいで自由に動ける？

生まれてはじめて手術を受けて、何よりびっくりしたのは、あっという間に手術が終わったことと、思いのほか傷口の痛みが軽かったこと、そして、**なんと手術の翌日から、ほぼ普通に動ける**ということでした。つまり、絶対安静にしていなければならなかったのは、手術当日だけ。翌日からは、むしろ積極的に動くよう促されていたように思います。理由は、ベッドで寝たきりでいると、あっという間に筋肉が衰えてしまうから。筋肉をつけるのには時間と労力がかかるのに、衰えるのはあっという間なのだそうです。また、動いたほうが傷口周辺の癒着防止にもなるとのこと。

手術前のガイダンスで、「手術の翌日には普通に食事もできますし、トイレも一人で行けます。シャワーも患部に水がかからなければＯＫです」と説明されたときは、マジで!! と半信半疑でしたが、説明通り普通にできちゃいました。手術

## 術後は早々に〝病人〟を返上。できるかぎり普通に生活すると、回復も早くて◎。

の翌朝だけは看護師さんに付き添ってもらいましたが、その後は着替えも、トイレもシャワーも一人でこなしました。行動範囲も、給湯室にお湯を汲みにいったり、花瓶の水を取り替えたり、同じフロア内をブラブラするところからはじまり、そのうち院内のチャペルに行ってみたり、持参したハーブティをラウンジで飲みながら読書をしたり、庭園をウロウロしたりと、すっかり院内探検を楽しむまでになっていました。

手術前は、退院後一人で大丈夫かな？と一抹の不安がありましたが、入院中に〝一人でまったく問題ないな〟と確信を持ってしまいました。さすがに術後の一定期間は、多少の制限はあります。手術した側の腕を肩より上にあげないこと、走るのはNG、傷口が開かないよう念のためテープを貼るなど。まぁ、大半は同時再建したゆえの制限なのですが、それを除けば、驚くほど普通に生活ができちゃいます。そのおかげで回復も早かったように感じます。

治療

# 入院生活を充実させるために、準備しておくとよいものは？

前述の通り、手術後は早い段階から想像以上に自由に動けます。個人差はあるかと思いますけど。聖路加国際病院の場合、ドクターたちの回診は、朝か夜。昼間も、看護師さんが体を拭きにきてくれたり、様子を見にちょこちょこ病室に顔を出してくれますが、それ以外はフリータイムなので、自分時間はたんまりあります。普段、時間に追われることが多い働き女子としては、この際のんびりしようと思ったのですが、純粋に楽しめたのは、せいぜい最初の3〜4日でした。手術後5日も経てば、痛みもさらに軽減してくるので、なおのこと動き回りたくなってくる。病室の窓から見える隅田川を眺めては、川沿いを散歩したいなと思ったものです。看護師さんに交渉してみたのですが、ドレーンをつけている状態での外出はNGでした。当然な話ですけどね。

せっかく十分な時間があるのなら、あれもこれも持参したいところですが、荷物が多すぎると、病室のロッカーに収まりきらなくなるので、暇つぶしグッズはかさばらないものがおすすめです。ちなみに、私はDVDを5枚ほど、文庫本を数冊、持参しました。それでも、まとまった時間があると、あっという間に観終わり、読み終えてしまうのでした……。そんな私の強い味方になったのがパソコンです。インターネットが自由に使えるのは個室ならでは。写真を加工してSNSにアップしたり、メールでやりとりしたり、コミュニケーションをするのがいちばんの楽しみでした。

あと、意外に重要なのが加湿器。院内は、けっこう乾燥しています。ぬれタオルを干して対応していたら、友人が見かねて加湿器を持ってきてくれて、かなり快適に過ごせました。また、お茶菓子くらいは準備しておきたいところです。わざわざお見舞いに来てくれた人へのせめてものおもてなしでもありますし、ここだけの話、看護師さんとのコミュニケーションにも役立ちました。

私は個室だったので、パソコンや加湿器などを持ち込みましたが、他の患者さんがいる部屋の場合は、配慮をお忘れなく。

## 自分時間がたっぷり。暇つぶしできるものを持参しましょう。

治療

# 入院期間はどれくらい？

入院日数は、各病院の考え方、手術の内容や術後の経過によって異なります。通常、手術の1〜2日前に入院し、手術当日と術後の経過観察期間を合わせて入院期間となります。**目安としては、部分切除で術後3〜4日程度。全摘＋リンパ節廓清《かくせい》の場合は、術後1週間〜10日前後です。**とはいえ、これはあくまで平均的な日数。部分切除でも、経過次第では入院日数が長くなることもありますし、全摘＋リンパ節廓清でも、1週間未満で退院できるケースもあります。

リンパ節廓清をすると入院日数が長くなる理由は、ドレーンを入れるからです。リンパ節を廓清して傷口を閉じてしまうと、一時的に行き場をなくしたリンパ液や血液といった体液が体内に溜まります。そのままにしておくと、合併症のリスクがあるため、体液を排出するために入れるのがドレーン（管）です。毎日、排出量をチェックし、一定量を下回るまではドレーンを抜くことができません。一般的に傷口の抜糸より、体液の排出量が規定量を下回るまでのほうが時間を要するため、入院期間が長くなるわけです。しかも、年齢を重ねるごとにドレーン抜去までの日数は延びていきます。四十路を迎えた私は、抜去までに10日ほどの日数を要してしまいました。

聖路加国際病院では、ドレーン抜去した翌日に退院となります。ただ、私はもはや1日も早く退院したいモードになっていたので、ドレーンを抜いた当日に退院しました。退院の許可を得るのは、もっと大変なのかと思っていましたが、わがままを聞いてもらえました。

入院日は、あらかじめ予定を立てやすいですが、退院日に関してはどうしても流動的になります。また、退院後、いつのタイミングで仕事に復帰したいと考えるかは、人それぞれ。職場に休暇の申請をする場合は、少し余裕をみるか、仕事への復帰日に関しては退院後に相談したい旨を事前に了承してもらっておくとよいでしょう。

**術式や経過によって変わりますが、入院日数は1～2週間程度です。**

お金

# 退院するとき、お医者様に心付けは必要？

心付けをするべきか否かについては、正直、悩みました。ドラマの見すぎなのかもしれませんが、お菓子の箱の底に現金が……なんていうのを見ると、そうしたほうがいいのかなぁ〜、なんて考えちゃいますよね。とはいえ、治療に対する対価＝治療費はしっかり払っているので、謝礼などの心付けは必要ないのでは？と判断して、私は特に心付けは用意しませんでした。

ただ、看護師さんにはお礼を込めて、お茶菓子を差し入れしました。別れるのがちょっと寂しかったこともあります。入院中、看護師さんには本当によくしてもらいました。検温や体調の確認といった定期的な検診の他、体を拭いてくれたり、シャンプーをしてくれたり、生活面のフォローまで。「何かあったら、気軽にナースコールしてくださいね」と言われていましたが、ナースコールする必要がないほど、こまめにケアをしてもらいました。10日ほどの短い付き合いでしたが、

1日何度も顔を合わせていたので、退院が決まったときは、嬉しさの反面、看護師さんたちとお別れなんだなと、と寂しさを覚えました。

もちろん、ドクターとも毎日顔を合わせていましたし、すっごく感謝しています。毎朝、外来の診察がはじまる前に来てくださり、帰宅前にも確認しにきてくれていました。終日手術に入っていた日は、手術着に白衣を羽織って、病室にきてくださったことも。「明日は休日なので来られませんが……」と言われたときは、（私は大丈夫なので、先生こそ、ゆっくり休んで）と思ったものです。でも、お医者様とはこの先も会えるんですよね、診察で。一方、入院病棟の看護師さんとは、退院してしまうと会える機会はありません。

ドクターと患者、看護師さんと患者とはいえ、人と人との付き合いであることは変わりません。心付けというよりは、感謝の気持ちを差し入れするくらいでよいのでは？と個人的には思います。執刀医の先生には、すべての治療が終了したとき、何かプレゼントをしたいなとは思っていますが、今は治療の真っ最中なので、まだ先の話になりそうです（笑）。

## 感謝の気持ちで、差し入れするくらいでよいのでは？

# 4
# 公的医療制度で、自己負担額をセーブ！

会社勤めの人も自営業者の人も、毎月納付している「健康保険料」。
健康なときは、有無を言わさず引き落とされた保険料を
給与明細書で確認したり、まとめて送付されてくる納付書を見て
「高っ！」と不満を抱くだけかもしれません。
でも実は、日本の公的医療制度は想像以上にすぐれています。
長年、納付してきたのだから、"いざというとき"に利用しない手はありません！

## 傷病手当金

会社の健康保険組合や全国健康保険協会（協会けんぽ）の加入者のみの対象となりますが、私傷病でしばらく働けないときは、休業中の生活保障として、お金がもらえる仕組み（傷病手当金）があります。なお、定年後の継続雇用や再就職で働く高齢者も、健康保険に加入していれば利用できます。

たとえば、給与24万円の方が30日分傷病手当金を受給した場合は、約16万円になります。必ずしも入院していることが要件ではなく、自宅療養をしながら通院するような場合も認められます。風邪やインフルエンザが長引いて、病院に通いながら自宅療養するようなケースも対象になるので、身近に利用することができるのです。

傷病手当金は、仕事を休んだ１日につき、１日あたりの平均給与（標準報酬日額）の３分の２がもらえます。しかも、要件を満たすかぎり、１年６ヵ月間ももらい続けられるので、安心して療養に専念できます。ただし、下記の要件を満たす必要があります。また、自ら請求しなくてはならないので「傷病手当金を申請したい」と会社に相談して、必要な手続きをフォローしてもらいましょう。

**❶業務外の病気やケガによる療養のための休業であること**
**❷療養のために働けないこと**
**❸連続して4日以上仕事を休んでいること**
**❹休んでいる間に給与の支払いがない。ある場合も傷病手当金よりも少ない場合**

## 高額療養費制度

公的医療制度には、おもに会社員が加入する健康保険と自営業者が加入する国民健康保険があります。会社員が加入する健康保険のほうが手厚い給付もありますが、会社員も自営業者も利用できるのが「高額療養費制度」です。

高額療養費制度とは、医療費が一定の金額を超えると、それ以上は払わなくてよい制度のこと。その人の年齢と所得によって、1ヵ月あたりの自己負担となる限度額が異なります。70歳未満で一般的な所得の人であれば、100万円の医療費がかかったとしても自己負担額は9万円弱。さらに、高額療養費に4ヵ月以上該当した場合は「長期高額疾病についての負担軽減」制度も利用できます。

本格的な治療がはじまる前に、自分が加入する健康保険の窓口に相談へいくとよいでしょう。

### 高額療養費による1カ月の自己負担限度額

| 所得区分 | 69歳以下 |
|---|---|
| 一般所得者 | 約9万円※＝80,100円＋(医療費-267,000円)×1% |
| 上位所得者 | 約15万円※＝15万円＋(医療費-50万円)×1% |
| 低所得者 | 35,400円 |

※ただし、当該医療費により金額は異なります。

## 高額療養費制度の注意点

高額療養費が適用される「1ヵ月」とは、1日から末日までの同じ月内で計算します。たとえば入院する場合、不慮の事故では入院日を選べませんが、病気のときは同じ月に収まるように入院すると、医療費を1ヵ月間で計算することができ、自己負担が少なくすむケースもあります。

- **月の1日から末日までで計算**
- **二つ以上の医療機関では、それぞれに計算**
- **同じ医療機関でも外来と入院、診療科ごとに別々に計算**
- **入院時の食事代や、保険適用外の差額ベッド代、雑費などは支給の対象外**

※その他、先進医療の先進技術部分、自費診療を受けて償還払いを受けた場合における算定費用額を超えた部分なども対象外となります。

## 委任払制度

高額療養費制度の応用法として「委任払制度」があります。入院等で自己負担がかかることがわかっているなら、あらかじめ届け出ることで、自己負担限度額までしか支払わなくてよいというもの。

具体的には、事前に加入している健康保険へ「健康保険限度額適用認定申請書」で申請して「健康保険限度額適用認定書」をもらいます。それを医療機関の窓口に、健康保険証と一緒に提出すればOK!

また、金銭的な余裕がない人の場合は、のちほど還付される高額療養費を担保として、支給見込額の8割を無利子で融資が受けられる「貸付制度」も整っています。

# 第5章
# 病人でもなく健康でもなく どっちつかずの 経過観察中の"困った"

仕事くらし

# 退院後のことを考えて、備えておいたほうがいいことは？

退院して思い知ったのは、入院中いかに至れり尽くせり状態だったか、ということです。ベッドには電動のリクライニング機能がついているので、横になるのも起き上がるのもラクチン。三食、栄養バランスを考えられた食事をベッドまで運んできてもらえちゃう、という甘やかされっぷり。入院中はすこぶる元気で、普通に生活している気でいましたが、それも三食昼寝付きだったからこそ。退院して普段の生活に戻ってみると、予想以上に大変でした。

最も大変だったのは、寝起き。フラットなベッドに横になろうとすると、つい全身に力が入ってしまい、手術した胸がズキン！と痛むからです。横になったらなったで、寝返り一つ打つのも一苦労。いきおい同じ体勢をキープしてしまうので腰や背中が痛くなり、何度夜中に目を覚ましたことか。痛みと格闘するいちばんのタイミングは起き上がる際。**腹筋を鍛えておけばよかった、と後悔したも**

**のです。**退院直後は、ちょっと動くと疲れるので、横になって休みたくなるのですが、そのつど痛みを味わうことになるので、軽い拷問でした。いろいろ試して、クッションを使うことでだいぶ改善しましたが……。

**医療用テープやドレーンを入れる可能性がある方は、医療用ガーゼや絆創膏も用意しておきたいところ。**医療用テープは、抜糸後、傷が開かないよう傷口に貼付けておくために、ガーゼや絆創膏もドレーンの傷口が塞がるまでの間、必要になります。医療用のテープは前もって購入しておいたのですが、滅菌ガーゼの買い置きがなく、急遽、母に買いにいってもらうことになってしまいました。

退院後は基本、全部自分で対処しなければなりません。急速に軽減されていくとはいえ、退院後1カ月程度は痛みが残ります。全身麻酔&手術によって、体力も落ちているので、疲れやすくもあります。家事などの負担を減らせる準備をしておけるとよいですね。どうしても不安なら、休暇をとるなどして1週間ほど実家に戻って静養するのもアリかもしれません。

## 日常生活の負担を軽減させるための工夫をしましょう。

仕事くらし

## なるべく早く仕事に復帰したいのですが……

**無理さえしなければ、退院してすぐに仕事復帰は可能です。**

なぜ、そう言いきれるのかというと、私がそうだったから(笑)。木曜日に退院し、翌週の月曜日には、職場復帰をしていました。仕事関係の方たちは、退院しても一定期間は自宅で静養するものだと思っていたようで、退院の連絡が入って間もなくの仕事復帰に驚いていました。

とはいえ、まだ万全の状態ではありません。**可能なら、徐々に慣らしていったほうがよい**と思います。会社勤めをしている友人は、**産業医のドクターと相談し、仕事復帰後1カ月程度は、短時間勤務で様子を見て、大丈夫と自信がついてからフルタイムに戻していました。**私は受けませんでしたが、部分切除術や術後の病理検査で再発リスクが高いと判断された場合、放射線治療を受けることになります。一回の照射時間は数分ですが、約1カ月間通わなければなりません。退院後ほどなくはじまる**放射線治療の期間中は、午前中だけ半休をとって治療しながら仕事を**している友人もいました。

入院・手術で1～2週間程度の休暇をとっているだけに、短時間勤務や半休、残業なしの相談をするのは、ちょっと気が引けるものです。ですが、**ここでしっかり回復しておかないと、後々面倒なことになりかねません。**事実、私は復帰後、お仕事できるのが嬉しくて、調子にのって働きすぎてしまい、まんまと風邪を引いてしまいました。本人としては元気なつもりでも、免疫力が低下していたのかもしれません。かえって周囲に余計な心配と迷惑をかけてしまい、反省していまます。

精神面の回復トレンドと、体力面の回復トレンドは、必ずしも一致するとはかぎりません。特に、四十路を過ぎると悲しいかな、それでなくてもカラダは衰えはじめているもの。**退院後の仕事や遊びは〝腹八分目〟を心がけ、少し余裕があるくらいで休みをとるように**と思って行動したほうがよいと思います。くれぐれも、無理&無茶はしないようにしてください。

**すぐに仕事復帰は可能ですが、〝腹八分目〟状態を心がけて。**

仕事
くらし

# 退院後の生活には、何か制限はある？

仮にも〝がん〟という大きな病で手術したとなれば、何か制限がありそうなものですが、**こと乳ポンに関しては、制限らしい制限はないようです**（笑）。ただし、同時再建で拡張器（エキスパンダー）を挿入した場合にかぎっては、1カ月間程度いくつかの制限があります。詳しくは、次項を参照ください。

聖路加国際病院では、退院時に「退院指導計画書」というものを渡されます。これは、退院後の生活の注意点や治療計画が書かれたものなのですが、活動の項目も食事の項目も、見事なまでに制限はありませんでした（同時再建後の制限を除く）。入浴に関しては、お医者様のＯＫが出るまでは、湯船に浸かることはできませんが、シャワーは普通に浴びることができます。入浴の制限も1カ月も経たないうちに解けました。

ということで、**退院後すぐに、ごく普通の生活に戻ることができました。**だからといって、発症前の生活に戻ってしまっては、再び乳ポンを育むことにもなりかねません。乳ポンになったのは、自分の生活スタイルを見直すようカラダから発せられたSOS。ストイックになりすぎて、ストレスを溜めるのはよくありませんが、乳ポン発症を機に見直した生活スタイルは、できるかぎり継続することにしています。たとえば、自分でコントロールしやすい朝食は、玄米や胚芽米、雑穀などを主体として、新鮮な野菜と免疫力を高めるための良質なタンパク質を積極的に摂ります。逆に、仲間と食事をするときは、好きなものを美味しくいただく。その場合は、深酒しない程度にお酒もたしなみます。1日6〜7時間程度は睡眠をとり、週に1日は休む……。**退院後の制限がないからこそ、あえてルールを課すのも、自分のカラダをいたわるにはよいのではないでしょうか。**

乳ポンは、治療をすれば発症前の生活を取り戻すことができる病気です。制限がないことにあぐらをかくのではなく、自分のカラダを健やかな状態に保つための自分ルールを考えてみるのも手だと思います。

## 自分のカラダをいたわるためのマイルールを考え、実践を！

治療

# 同時再建をした場合、退院後に気をつけることは？

**同時再建手術で、胸内に挿入した拡張器（エキスパンダー）が安定するまでは、いくつかの制限があります。**胸内で拡張器が動いたり、ズレたりすると、出血が起こったり、体液が溜まるなど、感染症のリスクが高まるからです。

拡張器とは、胸筋や皮膚を伸ばすもので、インプラントを入れるのに十分な空間を作るためのシリコン製の風船のような器具です。胸内に入れた後、数回に分けて生理食塩水を注入し、ふくらみを大きくしていくことで胸筋や皮膚を伸ばします。手術中に拡張器を挿入した時点でも、ある程度の生理食塩水は注入されますが、傷が完全に癒えていないこと、拡張器内の水量が少なめなこともあり、腕を上げるなどの動作で拡張器が上方にズレてしまう可能性があります。寝起きの際に胸が痛むのは、体勢を変えることで拡張器を入れたあたりが刺激されるからで、起き上がったり、かがんだりするときに、拡張器の中の生理食塩水が動いているのがわかりました。

というわけで、**拡張器が体内で安定するまでの約1カ月間は、注意しなければなりません。**せっかく同時再建したのに、感染症を起こして拡張器を取り出すような事態になることは避けたいですから。基本的に、**胸が揺れる動きはNG。たとえば、手術をした側の腕を高く上げたり、走ったり、自転車に乗ったりはできません。電車内でつり革や手すりを掴むときは、手術したのと反対側の手でしていました。**ただ、いくら自分が気をつけていても、混雑で人がぶつかってきたときなどは避けようがありません。なので、**移動の際は混雑時を避け、できるだけ座席に座らせてもらうようにお願いしていました。**

退院後、一回目の生理食塩水の注入を終えると、拡張器はかなり安定してきます。そうすれば、制限はほぼ解除になります。ただ、生理食塩水を注入すると、一時的に胸が圧迫され、若干の不快感だけはどうすることもできません。まぁ、2〜3日から1週間もすれば、慣れますが……。ちなみに、拡張器が安定するまでは、リハビリもお預け状態です。

**同時再建をした場合、1カ月間程度は制限があります。**

治療

# リハビリはキツい？

術後、手術した側の手が上げづらくなったのは事実です。当初は、肘を肩より上にあげることができませんでした。退院するとき、リハビリのやり方についてレクチャーを受けましたが、一回目の拡張器への水の注入が終わり、形成外科のドクターのOKが出てからのリハビリスタートとなりました。退院から約1カ月後のことです。最初のうちは、ガイダンス通りのメニューをこなしていたのですが、やっていても楽しくなくて……。無理はしなくていい、自分のペースで、と言われていたので、キツいと感じることはありませんでした。けれど、腕を上げられるようにするためとはいえ、わざわざリハビリの時間を設けるのは、働き女子には現実的ではありません。そこで、考えたのが**「ながらリハビリ」**です。

やり方は、いたってシンプル。**Tシャツやニットなど、腕を上げなければ着ることができない服を積極的に着るようにする。高いところにあるものを、率先し**

**て取る。仕事の合間にリフレッシュを兼ねて伸びをするなど、毎日の生活の中にリハビリの要素を加えました。**最初はぎこちなかったり、背伸びしながらでしたが、1〜2カ月もすると、支障がない程度まで可動域が広がりました。半年後には、腕や肩を伸ばすストレッチも難なくできるようになりました。

あえてリハビリの時間を設けようとすると、義務感が邪魔をして続きません。少なくとも、私はそうでした。でも、〝ながら〟なら、自然にリハビリを重ねることができます。術後は、無意識に手術した側の腕をかばいがち。痛くて仕方がないわけではないのですが、なんとなく動かすのが怖い気持ちはわかります。でも、動かさないままだと、かえってリハビリがツラい状態に陥りかねません。リハビリをしようとするのではなく、積極的に腕を使うようにするだけでも、十分リハビリ効果は得られます。体験者としては、そのほうが元に戻るのが早かったように感じます。

無理なくできる自分なりの方法をぜひ考えてみてくださいね。

## 「ながらリハビリ」で、自然にリハビリを行うようにすると◎。

治療

# リンパ節廓清《かくせい》をしました。気をつけることは？

**リンパ節の廓清をしたり、放射線治療を受けたり、センチネルリンパ生検をした場合の副作用として注意しなければならないのが、リンパ浮腫です。**これは、治療によってリンパ管が途切れたり、細くなったりした結果、リンパ液の流れが悪化し、リンパ管に入れなかった水分やタンパク質が皮下組織に溜まってしまう状態のこと。**早期に発見、対処すれば大事には至りませんが、見逃してしまうと生活に支障をきたすことになりかねません。**ただ、該当する治療を受けたからといって、必ず発症するものでなく、発症確率は極めて低いそうです。とはいえ、一度発症してしまうと完治が難しいため、日頃から予防することが大切です。

**予防の基本は、手術した側の腕を締めつけない、負担をかけない、怪我をしないこと。**具体的には、手術した側の肩には重たい鞄をかけないようにする、リュックなど肩を締めつけるものは避ける、腕を締めつけるようなデザインの洋服は避けるなど。私は利き手の側を手術することがわかっていたので、**手術前から左肩に鞄をかける練習をはじめました。**最初は違和感たっぷりでしたが、2～3カ月もすると、ごく自然にできるようになりました。また、**重い荷物を運ぶための小さめのカートも用意しました。**手術後すぐは、同時再建で腕の動作に制約があったため通勤時にも使用しました。意外と出番が多く、買って正解でした。**切り傷や虫さされなどにも注意していますが、すぐに対処できるよう塗り薬と絆創膏は常に持ち歩くようにしています。**

リンパ浮腫を悪化させないコツは、予防と早期発見にかぎります。私は、**朝晩、上腕と手首のサイズを測り、短期間に大きなサイズ変化がないかチェックしています。**これはダイエット効果もあって◎。今のところ兆候は見られませんが、**症状が表れたら、すぐに対処してくれる病院の目星もつけてあります。**

リンパ浮腫は、術後すぐになるケースもあれば、10年経ってから発症するケースもあります。ただ、あくまで発症確率は低いので、**ナーバスになりすぎない程度に、ケア&チェックをするのがよいと思います。**

## リンパ浮腫の予防&早期発見に努めましょう。

治療

# 乳房再建は、自家組織と人工物のどちらがいい？

私が乳ポンの手術を受けたときは、人工乳房（シリコンインプラント）を使った乳房再建術は、自由診療でした。100万円前後かかる手術費用の全額を自己負担しなければならず、人工物での再建は費用面が大きなネックとなっていました。**しかし現在は、保険診療になっています。**それも私が同時再建術を受けた数カ月後のことでした。もう少し前に適用になっていたら……と考えると、正直ちょっとやりきれない想いもあります。でも、保険適用になり、乳房再建を受けやすくなったこと自体は、とてもよいニュースだと思っています。女性にとって〝おっぱい〟は、やっぱり重要ですから。

自由診療にもかかわらず、私がシリコンインプラントでの乳房再建に踏み切ったのは、カラダへの負担が少なかったから。自家組織の場合、お腹や背中などから筋肉や皮膚、脂肪を胸に移植する方法と、脂肪のみを移植する方法があります。

やわらかく温かみのある乳房を取り戻せるのは魅力的です。ただ、水着が着られるよう配慮してメスを入れてもらえるとはいえ、背中やお腹に傷跡が残ります。何より、健康な部位にメスを入れるという点で引っかかりました。また、自家組織での再建の場合、仕上がりに納得がいかなかった場合、修正がしにくいというデメリットもありました。入院期間が長くなる点も、働き女子的には悩ましいポイントでした。

一方、**人工物での乳房再建は、拡張器（エキスパンダー）を取り出して、人工乳房（インプラント）を挿入するだけ。仕上がりに納得がいかなかった場合でも、修正することは可能です。入院期間が短くてすむ点も魅力でした。**

自家組織、インプラントのどちらで乳房再建をするかは、その人の価値観しだいだと思います。でも保険適用になった今、人工物での再建のほうが圧倒的にメリットが多いのではないでしょうか。次項では、インプラントの種類についてご紹介していきたいと思います。

## 保険適用になった今、圧倒的にメリットが大きいのは人工物での再建です。

治療

# 乳房再建に使用するインプラントは、何を選ぶべき？

**2013年7月に一部のティッシュ・エキスパンダー（組織拡張器）とシリコンインプラントが、14年1月にも一部のシリコンインプラントが健康保険の適用となり、選択の幅が広がりました。**乳ポンでおっぱいを失った、これから失うかもしれない人たちには朗報でした。前述の通り、私はその恩恵に預かれませんでしたが……。

現在、保険適用になっているのは、**「アナトミカル型のテクスチャードタイプ」「ラウンド型のテクスチャードタイプ」「ラウンド型のスムーズタイプ」の大きく三つのタイプ**があります。アナトミカル型というのは、下方に厚みがあるしずく型の形状のもの。ラウンド型とは、丸いお椀型をしたインプラントです。テクスチャードタイプとは、被膜拘縮という免疫反応を起こしにくいよう表面に凹凸が施されたもの。一方、スムーズタイプは、表面がつるっとしているため、被膜拘縮を起こしやすいといわれています。スムーズタイプを使用した場合は、被膜拘縮を防ぐためのマッサージが必要です。

また、**テクスチャードタイプとスムーズタイプでは、バックの中のシリコンが異なります。**テクスチャードタイプは、粘度の高いグミ状で、バッグが破損しても漏れ出しにくいため、安全性が高いといわれています。スムーズタイプは、柔らかさという点では自然のものに近いのですが、バッグが破損すると外に漏れ出す可能性が高いというデメリットがあります。

私は、当時保険適用になっていなかった「アナトミカル型のテクスチャードタイプ」を選びました。私が選んだインプラントが誰にとっても最適とはかぎりません。乳房の形や大きさからぴったりなものをセレクトすることが重要で、最適なインプラントを提案してくれる形成外科の先生と出会えるかが、納得のいくおっぱいを取り戻す第一歩。ちなみに私は、聖路加国際病院のパートナーであるブレストサージャリークリニックの岩平先生にお願いしました。肝心の仕上がりは、何度見ても惚れ惚れするほどで、大満足しています。

## 形成外科医に相談し、ぴったりなインプラントを選びましょう。

治療

# インプラントを使った乳房再建のスケジュールはどんな感じ？

シリコンインプラントを使った乳房再建が完了するまでには、**一般的に「一次再建」「二次再建」という二回の手術が必要です。一次再建で、拡張器（ティッシュ・エキスパンダー）を挿入し、半年から1年程度の期間をかけて三～五回程度、生理食塩水を注入して、徐々に胸の筋肉や皮膚を伸ばし、二次再建で拡張器を取り出し、代わりにシリコンインプラントを挿入します。**私は、乳房切除手術と同時に一次再建を行う同時再建を選択したので、手術の回数を一回減らすことができました。手術となれば、やっぱりリスクが伴います。もちろん、その分費用もかさみますし、一回でも手術を減らすことができるのは、患者にとってはとても魅力的です。

ひと口に全摘術といっても、最近は表膚は残し、内部の乳腺と脂肪部分のみを切除するのがほとんどです。病巣の位置や大きさによっては、乳輪・乳頭を残すことも。私も残したかったので、せめて乳頭直下のポンちゃんだけでも完全消失してくれ～と、抗がん剤に期待したのですが、願いは叶いませんでした。というわけで、乳輪・乳頭も切除しちゃっています。二次再建後、最初の診察時に「もう、乳輪・乳頭の再建にも入れますよ」と言っていただいたのですが、術後半年が過ぎた今もまだ、具体的な動きはしていません。なぜって、乳ポンを発症してからの2年間、毎年大きな手術を受けていたので、正直少し休みたくて。先生からは、「健側の乳輪・乳頭の一部を移植するのが、手術回数も少なくてよいのではないか?」と提案いただいているのですが、どうしても健康な部分にメスを入れるのに抵抗があるんですよね～。といって、入れ墨などで対応するのもイマイチで……。何度も通院しなければなりませんし。最近は、貼り付けるタイプのものもあるので、そちらで対応することも検討中です。

自然でキレイな胸を取り戻すためとはいえ、せっかちな私にとって約1年間は、待ち遠しい期間でした。しかも、エキスパンダーが大きく膨らむので、動きづらいわ、違和感があるわで……。ただ苦労した分、仕上がったときは感無量です。

## インプラント挿入までは、半年～1年程度の期間が必要です。

治療

# シリコンインプラントの入れ替え手術が不安で……

実は私も不安でした。安全性が高いとはいえ、シリコンは間違いなく異物ですから、挿入後、体が拒否ったらどうしよう？　とか、思ったような仕上がりにならなかったらどうしよう？　とか……。

乳房切除術の際は「病気を治すぞ！」という戦闘モードだったので、術後は「あ〜っ、スッキリした！」「これで、ポンちゃんの脅威から解放された」と、テンション上げ上げ状態でした。なので、拡張器が入ったちょっと不格好な胸を見ても、「ポンちゃんを一掃した証」と誇らしくさえ思えていたものです。それが、1カ月、2カ月と時間が経つと、感じ方に変化が！　お風呂や着替えの際、鏡に映る自分の右胸（手術した胸）を見るたびに、一瞬ドキッとするのです。「あっ、そういえば、再建中だったんだ」と思い出し、心を落ち着かせていました。同時再建をすすめられたときの「オンナは欲張りなもの。必ず、より自然な胸を取り戻したくなるから」という先生の言葉が頭をよぎりました。「あの言葉は、本当だったんだ……」と。つくづく、同時再建を選択しておいてよかった、と思いました。

手術の不安の一つである、シリコンインプラントに対する体の反応に関しては、入れてみないとわかりません。けれど、**出来上がりのクオリティは、どの先生にお願いするかでかなり変わるようです。最適なインプラント選びからお願いする必要があるため、おっぱい専門の形成外科の先生がベストだと思います。**

ちなみに、**二次再建は全身麻酔で行われますが、日帰りでＯＫなケースもあります。私もそうでした。手術時間も30分程度とあまりに短時間で驚いたものです。**

シリコンインプラントでの乳房再建の場合、出来上がりに満足できなかった場合、修正することは可能ですが、できれば一回で終えたいところ。美的センスという観点でも、信頼できる先生に執刀してもらうよう、先生選びは慎重にしたいですね。

## 手術は日帰りでＯＫなケースも。信頼できる先生に任せれば大丈夫！

治療

# 二次再建手術は、痛い？

前項で紹介した通り、**シリコンインプラントへの入れ替え手術は、全身麻酔で行われるのが一般的です。**なので当然のことながら、**手術中、痛いと感じることはありません。**では、**手術後はどうかというと、あくまで私の場合ですが、まったくと言っていいほど、痛みを覚えることはありませんでした。**念のため、帰宅後一回だけ処方された鎮痛剤を服用しましたが、それ以降は服用していません。

手術当日は、電車でクリニックへ向かいました。**日帰り入院**ということで、このときも母に付き添ってもらいました。まぁ、仮にも手術ですし。帰宅途中で具合が悪くならないともかぎらないですから。クリニックに着くなり手続きを済ませ、リカバリールームへ。手術着に着替え、マーキング（マジックでメスを入れる位置を記す）をしたら、いよいよ手術室へ。そして、例によって手術台に自分で乗り、「麻酔を入れますね～」という看護師さんの声を最後に深～い眠りの中。

次の瞬間は、「土屋さん！」と呼ぶ声でした。「はい？」と答えたときは、これから手術だと思っていましたが、「無事、終わりましたよ」と続く言葉を、「え〜っ、またまた」と本気で冗談だと信じていました。というのも、だるいとか、フラフラするとか、体へのダメージが少しも感じられなかったから。自分で起き上がり、手術台から降りようとして、看護師さんに静止されてしまいました。前日の夕食後から飲まず食わず状態だったので、看護師さんが持ってきてくれたアップルジュースが美味しいのなんの!! と同時に、手術後すぐにフェイスブックに手術終了の投稿をしたくらい元気で、拍子抜けしちゃいました。

**乳房切除術に比べると、シリコンインプラント入れ替え術は、圧倒的に“ラク”です。仮にも手術なのに本当に日帰りで大丈夫？ と疑心暗鬼でしたが、これなら日帰りで大丈夫だわ、とめちゃくちゃ納得しました。**

100パーセント安心ではありませんが、ナーバスになる必要もないと思います。

**乳房切除術に比べたら、圧倒的に「ラク」。必要以上にナーバスにならないでOK！**

仕事 くらし

# 入れ替え手術後の生活は、どうすればよい？

**最も気をつけなければならないのは、抜糸までの数日間。**たいていは、乳房切除術でメスを入れた傷に再度メスを入れるので、傷跡が増えることはありません。私は手術後3日で抜糸してもらいました。また、抜糸のタイミングで念のため入れていたドレーン（乳房切除術のときより簡易なもの）も抜去。抜糸までは、アルコールの摂取は制限されていたので、抜糸した日の夜は早速、生ビールで乾杯しちゃいました。

**抜糸までは、できるだけ静かに過ごすのがベター。**自覚症状が少ないとはいえ、メスを入れていますからパワーダウンは否めません。ゆっくり休んで体力回復に努めましょう。私は乳房切除術の際、調子に乗りすぎて大失態をしているので、今回は家でゆっくり過ごしました。**抜糸前は、傷口を濡らしてはいけないので、入浴はシャワーのみ。**一人だと洗髪が難しいので、手術前にしっかり洗髪をしておくとよいと思います。私は入れ替え手術を受けたのが11月末だったので、季節柄、抜糸まで洗髪を我慢できましたが、汗をかく夏場には、2〜3日とはいえ不快感に襲われるかもしれませんよね。そんなときは、美容院で洗髪だけお願いするのもアリかもしれません。ただ、胸の傷口が完全に塞がっているわけではないので、体勢には配慮が必要だと思います。また**抜糸までは、胸を固定するために専用のブラジャーを24時間着用していました。**

抜糸後は、傷口を医療用テープで保護します。全身シャワーはOKですが、湯船に浸かるのは先生の許可が出てから。私は、手術後1カ月程度で入れました。その他、気をつけたいのはブラジャーです。ラクチンなのでカップ付きのキャミソールを着ていたら、**ワイヤーの入ったブラをしっかりするよう指摘されちゃいました。インプラントが安定するまでは、その重みで本来あるべき位置から下がってしまうなどのトラブルも起こりかねないそうです。**

## 抜糸までは静かに。
## 抜糸後も、ワイヤー入りブラで再建した胸を保護して。

仕事くらし

# 仕事復帰はどのくらいでできる？

**抜糸までは家で静養していたので、私が仕事に復帰したのは手術後4日目から。手術日をあえて土曜日に設定していたので、仕事を休んだのは実質2日のみですみました。**乳房切除術＋同時再建のときと比べると、圧倒的にスムーズに仕事に戻れた、というのが正直な感想です。

拡張器（ティッシュ・エキスパンダー）を入れたときは、乳房を切除した傷が完全に癒えていない状態だったので、仕事中のちょっとした動きの際に拡張器が刺激され、痛みが走ることがありました。入れ替え手術後は、体内の傷も癒え、シリコンインプラントのほうが膨らましたエキスパンダーより遥かに小さく軽いので痛みはほとんどなく、それまでの違和感は一気に解消されました。

入れ替え手術直前のエキスパンダーは、本来の胸の1・5倍くらいまで大きく膨らませてあったので、見た目も重さも左右のバランスが悪いですし、パンパンに張った胸が邪魔で、仕事中も動きがぎこちなくなることが多々ありました。でも、**シリコンインプラントに入れ替えてからは、普通にブラジャーもつけられますし、左右のバランスもとれているから、圧倒的に動きやすく、仕事もしやすくなりました。**

乳ポン発覚から入れ替え手術までの約2年間は、抗がん剤で体が弱るのを実感し、手術では胸を失い、日々の生活にも制限や支障があったりと、なくすことばかりでした。すっかり失うことに慣れっこになっていましたが、入れ替え手術後、抜糸がすんだ胸を見たとき、「久々に取り戻した」「獲得した」と嬉しくて、思わずウルウルしちゃいました。

ちなみに、再建した胸はというと、挿入するシリコンインプラントにもよると思いますが、健側の胸に比べると触り心地は少し弾力があり、暖かく、遜色ない感じです。女性としての安心感もさることながら、物理的な動きやすさを取り戻すことで、仕事への集中力も一気に高まると思いますよ。

## 術後、数日でスムーズに仕事復帰できます。

治療

# 放射線治療は受けるべき？

手術後に放射線療法を受けるかどうかは、手術の内容や摘出したがん細胞の病理検査結果によって異なります。**通常、部分切除（乳房温存術）の場合は、放射線療法とセットで考えられています。全摘術の場合は、放射線療法は必須ではありません**が、切除した病理検査の結果（トリプルネガティブ※など再発予防が難しいケースや、リンパ節への転移の数や進行具合）によって、やるかやらないかを決めることが多いようです。ちなみに、私は先生から意向を尋ねられ、「放射線療法はやらなくていいと思っています」と伝えたとき、「そうだね」といともあっさり受け入れられて、ちょっと拍子抜けしました。なぜなら、抗がん剤治療のときはあんなに「嫌だ！」とダダをこねても、先生も頑として自説を曲げなかったから。必須の治療でなければ、あっさり意向を汲んでくれるのですから、改めて、私のケースでは抗がん剤治療が必要だったんだと、実感しました。

※腫瘍の性格を示す3種類のたんぱく質（エストロゲンホルモン受容体、プロゲステロンホルモン受容体、HER2という増殖要因の受容体）の表現が3種類ともにない状態のこと。

私が放射線療法を受けなかったのは、その副作用が気になったからです。放射線治療は、一回数分を数十日にわたって照射することで、病巣付近に残っているかもしれないがん細胞を攻撃する治療。連続して照射してはじめて意味があるので、一定の放射線量になるまでは毎日通院することが必要となります。私の友人に、朝イチの予約で放射線を照射して、大急ぎで職場に向かうことで有給を使わずにすんだ人もいますが、そんな生活がたいてい1～2カ月は続くので、働き女子としては大変です。**抗がん剤治療ほど大きな副作用はありませんが、照射部位は軽い火傷状態になる場合もあるそうです。**照射後は患部を冷やし、乾燥しないようにクリームを塗るなどのケアも不可欠。さらに、**放射線を浴びることで皮膚が伸びにくくなり、キレイな乳房を再建できない可能性もあるそう。**私は抗がん剤治療の効き目がよかったこと、リンパ節廓清《かくせい》の結果、MRI検査で見つかったリンパ節以外に転移がなかったこと、乳房再建中であることを総合して、「無理に受けなくてもいい」という判断になったと先生がおっしゃっていました。

## 手術法や手術の病理検査結果に応じて行いましょう。

治療

# ホルモン治療（内分泌療法）は受けなくてはダメ？

こちらも、**切除したがん細胞のタイプによって、やる・やらないが決まります。**ホルモン治療とは、女性ホルモン（エストロゲン、プロゲステロン）をきっかけに増殖するタイプのポンちゃん（＝ホルモン感受性乳がん）に効果があるとされる治療。切除するなど病巣部分をターゲットにした局所治療とは異なり、全身に潜んでいるかもしれないミニポンちゃんの増殖を抑え、再発や転移を予防するのが主な目的です。**ホルモン治療が有効かどうかは、切除したポンちゃんを病理検査し、ホルモン受容体があるか否かを調べることでわかります。**ちなみに、私のポンちゃんは、エストロゲン受容体が最大数値8に対し7。プロゲステロン受容体が、同じく最大値8に対し6と、どちらもハイレベル。ホルモン感受性乳がんは、乳ポンの6〜7割といわれているので、そういう意味では、私のポンちゃんはごく一般的ながんだったわけです。数値が高いほど治療効果が期待できるので、やらない手はありません。というわけで、ホルモン治療を受けることに。
治療の内容は、生理があるか否かで変わります。※**生理がある場合（閉経前）は、数カ月に一度、注射をして意図的に生理を止め、抗エストロゲン剤を服用します。**私は抗がん剤の影響で現在、薬剤閉経状態が継続中なので、生理を止める治療はしていません。このまま閉経する可能性がすこぶる高いことはわかっているのですが、心のどこかでは生理が戻ってくるのでは？と期待している自分もいます。でも、生理が戻ってしまうと、苦手な注射を打たなきゃならない……。それも嫌だなという気持ちが交錯して、40代独女としては複雑な心境です。それはさておき、閉経状態を保ったままで、抗エストロゲン剤を服用しています。吸収された抗エストロゲン剤は、ミニポンちゃんのエストロゲン受容体（レセプター）に先回りして結合し、エストロゲンの作用をブロック。ミニポンちゃんの増殖を抑制します。アレルギー鼻炎の薬で抗ヒスタミンというのがありますが、あれと同じ仕組みです。今は、3～4カ月に一回程度の割合で通院し、薬の処方をしてもらっています。

**ホルモン感受性があるなら、積極的に取り入れて。**

※症状によって、必ずしも生理を止めるわけではありません。

治療

# ホルモン治療の副作用が心配……

**ホルモン治療＝内分泌量法は、体への負担が軽い治療といわれています。**とはいえ、やっぱり副作用はあります（涙）。

**代表的な副作用としては、無月経や月経異常、膣内分泌物といった婦人科系、食欲不振や嘔吐、悪心《おしん》などの消化器系のほか、ほてり（ホットフラッシュ）や体重増加、無気力など。**代表的なものだけでも、こうして列挙してみると、副作用の種類は多いですよね。やっぱりお薬なんだなぁ～と、実感しちゃいます。

ちなみに、私が当てはまっている症状としては、ほてりと無月経、膣内分泌物、体重増加。中でもダントツでツラいのが、ほてり。突然、カーッと熱くなり、汗がどっと吹き出したかと思えば、今度は急な寒気。まさに自律神経が暴走しまくっている、という感じです……。しかも、なんの前触れもなく、ところ構わず症状が現れるので、働き女子としては困りものです。

想像してみてください。お客様との打ち合わせ中に突然、玉のような汗が額から流れ落ちている四十路ワーキングウーマンの姿を。ちょっと引きますよね〜。ファンデーション色の汗になっていやしないか、顔に汗の筋ができてやしないか、いつもヒヤヒヤしています。おかげで1年中、外出時にはハンドタオルと冷たい飲み物が手放せなくなりました。

ホルモン治療は、術後最低でも5年、理想としては10年間という長期間にわたってじっくり取り組む治療。抗がん剤治療を経験した身としては、抗がん剤治療の副作用に比べれば、ずっとラクです。でも向こう何年も、この症状が続くのかと思うとやっぱり気が重くなります。ということで、ただ今、副作用とのよい付き合い方を模索中です。

**抗がん剤の副作用に比べたら、遙かに軽くても、やっぱりあります。付き合い方を考えて。**

お金

# ホルモン治療には、いくらくらいのお金がかかる？

閉経前で、**生理を意図的に止めるための皮下注射（LH-RHアゴニスト製剤）を受ける場合は、12週に一回のタイミングで受けるケースで一回あたり2万5000円程度（3割負担）。4週に一回のタイミングで受けるケースは、一回あたり1万5000円程度（3割負担）です。この治療は、基本2年にわたって行われるので、2年間の自己負担（3割負担）の総額は20～35万円ほどかかる計算です。**

閉経前・後にかかわらず、毎日服用する**抗エストロゲン薬の1年の自己負担額は、3割負担で5万円程度です。**私は、だいたい4カ月に一回くらいの割合でクリニックに診察に通い、処方してもらっています。4カ月分で、3割負担は1万2000円程度です。その他に、診察代が加わります。

前述の通り、私は生理を止める皮下注射は受けていない（というか受けなくても止まっている）ので、お薬代はひと月平均3000円程度。抗がん剤治療で、一回の点滴（静脈注射）代が2万5000〜3万5000円するのを経験しているせいか、つい、安い！と感じてしまうのは、私だけでしょうか。いずれにせよ、経済的にはさほど重い負担にはなっていません。これで副作用がなかったら最高なんですけど。

**抗エストロゲン薬にはジェネリック医薬品もあります。ジェネリック医薬品にすると、自己負担額は正規品の3分の1程度になります。**正規品かジェネリックかの選択は人によって違うと思いますが、私はあえて正規品をセレクトしています。理由は、**ジェネリック医薬品の場合、エビデンスがない**から。お医者様曰く、**同じ成分だからといって同じ効果が得られるとはかぎらない**のだそう。副作用と付き合いながら服用しているのですから、少しでも確実に効果を得たいですからね。まぁ、ひと月あたりの自己負担額に何万円もの差があったら、ジェネリックにしたかも……ですが、数千円の違いなので正規品にしています。

**抗エストロゲン薬だけなら、お薬代は3割負担でひと月あたり3000円程度です。**

治療

# ホルモン治療がツラかったら、やめる選択はアリ？

これ、私も何度も考えることがあります。というのも前述の通り、抗エストロゲン薬の副作用であるホットフラッシュに悩まされているから。この症状、外気温が低い冬場ならまだましなのですが、夏場だとホントツラくて。

以前、乳ポンを罹患し、ホルモン治療の副作用で生活に支障をきたしていた某女優さんが、お医者様と相談した結果、ホルモン治療をやめたという話を聞き、「私もやめたほうがいいのかなぁ〜」なんて考えたりしました。そこで、先生に相談することにしたんです。

**先生と話し合った結果、漢方薬を併用して様子を見ることになりました。**理由は、私の亡きポンちゃんのホルモン感受性がとても高いから。しかも、核グレードが最悪なこともあり、再発予防はしっかりしておいたほうがよい、という判断でした。**私が併用することになった漢方薬は、「加味逍遥散《かみしょうようさん》」。更年期障害や月経困**

**難、月経不順、冷え性や不眠症に効果が期待できるお薬です。漢方薬はゆっくり作用するため、即効性を実感できないのがツラいところですが、服用を続けることで徐々に症状が軽くなったような気がしています。**

ホットフラッシュをはじめ、悩まされている症状の多くは、薬によって自律神経が乱れているせいなので、自分でも自律神経を整えるよう工夫しています。具体的には、規則正しい生活を心がけること。就寝&起床時間を一定にして、食事は朝食を充実させ、空腹感を覚えてから食事をとるようにしています。寝る前にストレッチをしたり、湯船でしっかり体を温めるように。疲れて湯船に浸かるパワーがないときは足湯をする、といった感じです。

仮に程度が軽いとしても、連日のように続く副作用は心地のよいものではありません。だからといって、勝手に治療をやめるのはNG。症状を軽くする工夫はあるので、まずはお医者様に症状を話し、何か対処法がないか相談しましょう。

**自分で勝手に判断するのはNG。まずは、症状を伝え、軽減する方法がないか相談しましょう。**

治療

# 経過観察中の通院は、どのくらいの頻度で？

私のケースでいうと、**再発予防のホルモン療法を受けている関係で、3〜4カ月に一度の頻度でクリニックに通い、ついでに診察（問診や視触診）を受けていますが、マンモグラフィーを受けるのは1年に一度。それも、手術をしていただいた聖路加国際病院（基幹病院）ではなく、ホームドクターのいる乳腺外科《ブレスト》で受けています。**

手術を受けるまでは、てっきり3〜6カ月に一度の頻度で病院に通い、**マンモグラフィーや血液検査など複数の検査を受けるものだとばかり思っていました。でも実際は、マンモグラフィーは年に一回。問診や視触診に関しては、術後1〜3年は3〜6カ月に一度、術後4〜5年は、6カ月〜1年に一回。それ以降は、年に一回程度が一般的なのだとか。**退院1カ月後の診察時に執刀医から「では、1年後に会いましょう」と言われたときは、「えっ？　1年後でいいの？」と拍子抜けしてしまったくらいです。ちなみにその時点では、ホルモン療法は、ホームドクターに引き継ぎ、マンモグラフィーは聖路加国際病院で受ける予定でした。その後ホームドクターと相談した結果、年に一回のマンモグラフィーもクリニックのほうで引き継いでいただけることとなり、再発予防の治療と経過観察が一本化。おかげで、通院の負担をぐっと軽減させることができました。

自宅から聖路加国際病院までの距離も電車で30分程度と決して遠くはないのですが、気軽に通えるという雰囲気ではありません。予約はできますが、大きな病院だと、どうしても待ち時間が長くて……。その点、ホームドクターは自転車で15分程度の距離。職場に向かう前に診察や検査をしてもらったり、仕事帰りにクリニックに寄ったりできるので、かなりラクです。

**あくまで信頼できるホームドクターと出会えればの話ですが、自宅や職場の近くに気軽に通えるクリニックがあるのは、長い経過観察期間を無理なく過ごす力ギ。**乳ポンの経過観察は5〜10年と長期間になるので面倒がらずに通いやすい環境を整えておくとよいと思います。

**定期的な診察の他、マンモグラフィーは年一回の頻度です。**

ココロ

# 再発しないか、不安でたまりません

**不安に襲われる気持ち、めちゃくちゃわかります。何事もなく、日々の仕事や生活に追われているときはよいのですが、風邪を引いたり、体のどこかが痛かったりすると、「もしや再発？」と一瞬、ドキッとしてしまいます。**

いま私は手術後一年半です。その間、二度の冬を経験しているのですが、手術した年の冬場には風邪を引き、そのまま気管支炎になってしまいました。コホコホとした咳が続いたときは、「まさか、肺に転移？」とビビりました。まぁ、念のために撮影したレントゲンでは肺に異常はなく、ホッと胸を撫で下ろしましたけど。その後も、皮膚炎にかかれば転移を疑い、胸に痛みを感じようものなら再発を疑い、元乳ポン患者の経過観察期間は、まるで執行猶予中みたいなものだなぁと。乳ポンの先輩いわく、ちょっとした不調のたびに、再発や転移を疑ってビビるのは、手術後の年数にかかわらず、今後ずっと付きまとうものなのだそう。普段は、乳ポンだったことを忘れ、元気いっぱいに過ごしているだけに「この先ずっと何かあるたびに、再発や転移の不安と向き合わなきゃいけないのか」と思うと、さすがに気分が滅入ります。

とはいえ、いたずらに再発や転移の可能性を考えていてもいいことはありません。考えて症状がよくなるのならいいのですが、何のメリットもないですから。

ということで最近は、**「今を大事に生きる大作戦」**を心がけています。確実な予防法がない今、どんなに気をつけていても、なるときはなりますからね。仮に再発してしまったとしても、早期発見なら手の打ちようはあります。それに、医学は日進月歩。数年後には確実に治す術が見つかっている可能性だってありますから。ちゃんと検査を受けることは必須ですが、それ以外の自分でコントロールできないことは流れに任せるようにする。そのくらいの気持ちで充実した仕事やプライベートを過ごすのが、いちばんの再発&転移に対する予防なのでは？ と思うようにしています。

## 「もしも」を考えても仕方ありません。流れに任せて気楽に毎日を楽しんで！

COLUMN

# 5
# 抗がん剤なんてこわくない!? どうせなら、ウィッグでおしゃれを楽しもう

一時的なこととはいえ、髪の毛が抜け落ちてしまうのは、やはりショックが大きいもの。私は、どんどん抜けて薄くなっていく様を見たくなかったので、最初の抗がん剤投与を受けた週末、**「断髪式」と銘打って、髪の毛を剃り落してしまいました。同時にあつらえたのがウィッグ。**※美容師の友人が、事前に私の希望を聞いたうえで用意してくれたウィッグをつけ、私好みのヘアスタイルにカットしてくれました。

本来の髪質はクセっ毛なので、憧れのサラサラヘアを手に入れたときは、かなり気分が上がりました(笑)。

また、けっこう力を入れたのが頭皮ケア。髪の毛がないので、毛穴に詰まった汚れも落としやすくなります。石油由来の成分などが入っていない**自然素材100%のシャンプーを購入し、毎日丁寧に洗い、精油で作ったオリジナルマッサージオイルで念入りにマッサージをしました。**おかげで、頭皮はかなり柔らかくなりました。

頭皮のコンディションを良好にすることで、治療後に再び生えてくる髪の毛の質がよくなったという話もあり、期待しましたが、今のところ髪質の変化はないような……。ただ治療後、あっという間に生え揃ったのは、頭皮ケアのおかげかな？ と思っています。

**※レコー**
高級住宅街・白金の住宅街にひっそりと佇むアジアンモダンなサロン。
ウィッグにも力を入れているので、気軽に相談してみてください

住所／東京都港区白金1-7-9　TEL／03-5789-8933　交通／東京メトロ南北線・三田線「白金高輪」より徒歩3分
営業時間／9:00～20:00　定休日／火曜、第3水曜

# 第6章
# 乳ポンはこわくない!

元乳がん患者×担当ドクター
特別対談

# 患者とドクターがよきパートナーであるために

**私が治療のパートナーとして選んだドクターは、
乳がんの早期発見・早期治療に取り組む濱岡医師でした。
いろいろとナーバスになりがちな闘病生活を乗り越えるうえで、
ドクターとのコミュニケーションは欠かせません。
多くの人にとっての身近な疑問や不安をテーマに、
患者の立場からざっくばらんにお聞きします。**

## 治療をはじめる前に、多くのドクターに会ってみる

**土屋美樹（以下、土屋）**：私は最初、レディースクリニックに行ったんです。乳腺専門のクリニックがあるとは知らなくて。

**濱岡 剛 院長（以下、濱岡）**：乳腺の専門医院や専門医がいるクリニックはまだ少ないですからね。土屋さんの場合はマンモグラフィーとエコー、触診をして、5日後に乳房組織診を受けてもらいました。一般的には、乳房細胞診後にその結果次第で組織診を受けるというプロセスを取るのですが、土屋さんは細胞診をするまでもなく……。

**土屋**：ははは（笑）！

**濱岡**：その2週間後には、聖路加病院に移っていただきました。ここまでが初期段階の診療です。当クリニックの特徴は、検診で異常が見つかってから確定診断まで行えること。手術と大きな検査は基幹病院をご紹介しますが、それ以外のことは術後のフォローや抗がん剤などの化学療法も含めて、ほとん

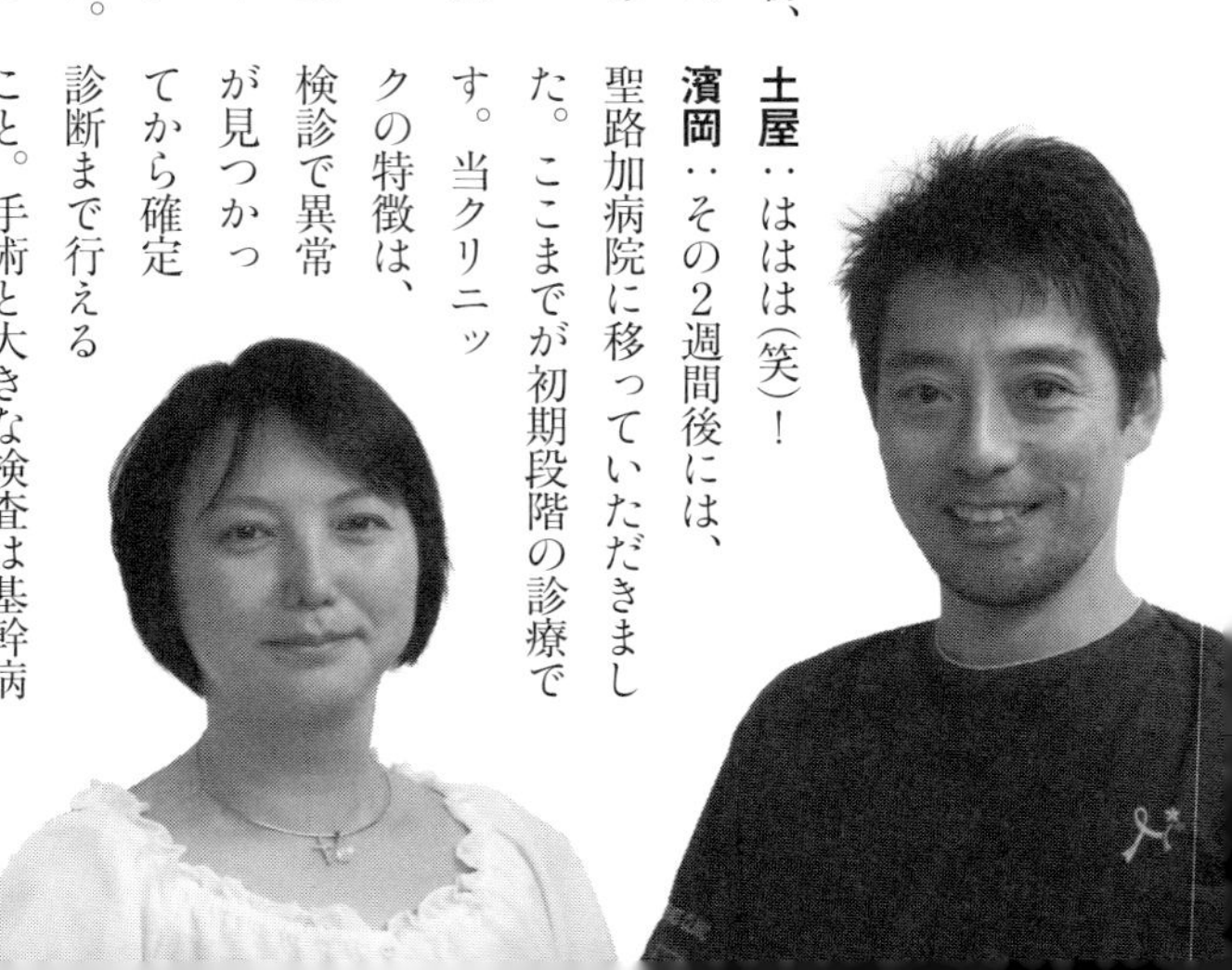

ど当院で行います。

私がドクターになって20年以上経ちますが、その頃と現在では乳がんの概念が変わりました。当時は局所の腫瘍であり、それを手術で取り除くことが治療だと思われていましたが、現在は全身病という考え方です。さらにここ数年で、治療方法にもさまざまなバリエーションが出てきています。

**土屋**：濱岡先生のように基幹病院にいらっしゃった方が開業されるのは珍しい気がするのですが。

**濱岡**：確かに少ないかもしれません。私が開業した理由は、患者さんの近くにいたかったというのが大きいです。基幹病院にいると、どうしても患者さんと接する機会が減っていってしまう。基幹病院でドクターとしての経験を積んだ人間が開業することで、患者さんにより安心していただければいいなという気持ちもありました。

**土屋**：治療をして感じたのは、最初に誰に診てもらうかで天と地ほどの差があるということ。治療がどれだけ長く続くのかもわからないし、先生との信頼関係や安心感はすごく大事だと思います。

**濱岡**：精神衛生上、嫌々付き合っていくのはよくないですよね。昔は一人のドクターが診断、手術、術後経過まで診るのが普通だったので「担当医を替えてほしい」とは言えなかったですし、別の病院にも行きにくかった。でも、今の時代は違います。治療をはじめる前にできるだけ多くの先生に会ってみて、その中で最も信頼できると思う先生とお付き合いしていくのがいいと思います。それを拒む

## 「ハッピー治療ライフの第一歩は信頼できるドクター探しから」

ような先生がいたとしたら自分に自信がないということでしょうね。

**土屋**：なるほど。もしも患者さんが治療方針に納得していない場合はどう説明されるんですか？

**濱岡**：ほかの先生に聞いてみるのも一つの手です、と伝えます。私が提案したものとは違う治療法で納得いくものがあれば、あなたにとってはそれが幸せかもしれませんと。いちばん快適な状況で治療できる環境を患者さん自身が選ぶ権利がある、そういう時代です。ご本人が幸せだと思う道を選んでもらえるのがなによりです。

**土屋**：わかります。がんなのに幸せっていいですね。

## 「最初に誰に診てもらうかで天と地ほどの差がある（土屋）」

### ときにはワガママに！納得いくまでジタバタする

**濱岡**：土屋さんのような考え方の患者さんには非常に説明しやすいです（笑）。あとは世界共通語でエビデンス・ベースド・メディスン（EBM）というものがあります。エビデンスは「証拠」という意味。つまり、全世界中でしっかりと実験をして、正しい治療効果があると実証された治療です。当院だけでなく聖路加国際病院などアカデミックな施設では、基本的にすべてEBMに則った治療を提案・提供しています。ほかの病院に移られても問題はないのですが、きちんとEBMに則った治療を行う病院に行ってほしいと説明します。たとえば手術をしなくていいとか、飲むだけでがんが消えるとか、実験をしないで、ある意味儲け主義で、患者さんの大切な体を利用して楽な治療を提案される方も実際

**患者さんが一番幸せだと思える道を選ぶことが大前提**（濱岡）

にいますので。

**土屋**：それでも治療を進めるうえで先生と意見が合わないときは、どうしたら歩み寄れるでしょうか。

**濱岡**：あまり解決法はないんですけれども、極端な話、患者さんがガマンするかドクターを替えるしかありません。でもガマンしても何もいいことはないです。

**土屋**：最終的に提示された治療法が最善なんだろうなって頭ではわかっていても、イメージが邪魔しちゃうんですよね。「抗がん剤で命を縮める」みたいなことを書いている本も多くて、そういうのを読んでしまうと「どっちが正しいの？」って。私は先生にいろいろと嫌だ嫌だと言い張ってたけど（笑）、ある程度ジタバタした分、納得してしまえば「もう全摘でもいいや」って開き直れたというか。

**濱岡**：手術など事を起こす前にジタバタしたほうがいいですよ。

**土屋**：ジタバタしない人には伝えない情報とかもあったりします？

**濱岡**：あります。それは必要な情報を隠すということではなく、患者さんが求めている場合と求めていない場合がありますから。求めてない、聞きたくないという方には最低限の説明にとどめます。情報を提供しすぎても逆に混乱してしまいますからね。

**土屋**：じゃあジタバタしたほうがいいですね。やっぱり詳しく知りたいじゃないですか。

**濱岡**：私は「ワガママな患者さんになったほう

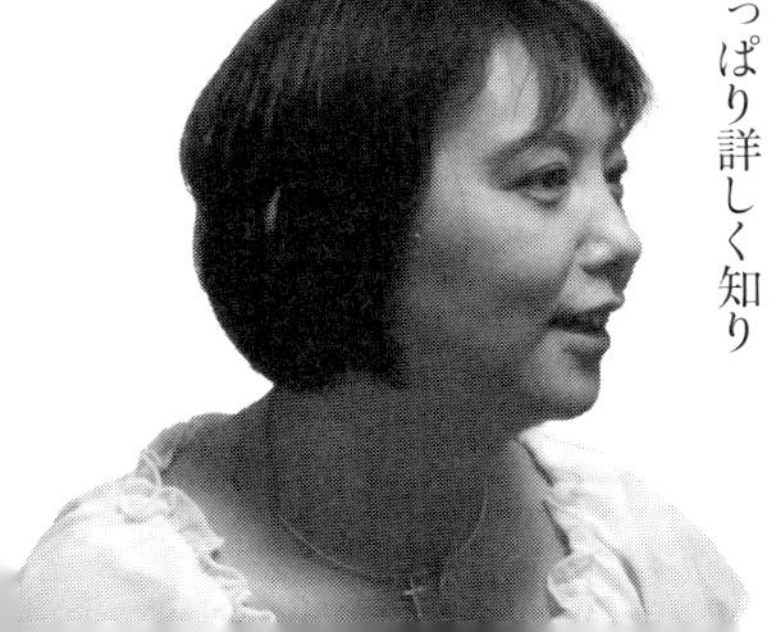

## ガマンは禁物。ワガママな患者さんになりましょう（濱岡）

がいい」とよく言っています。理不尽なワガママではなく合理的なワガママ。いろいろな治療を受けるなかで、先生に悪いなとか、質問しすぎて申し訳ないとガマンしていると、結局それが重大なことだったときには損をしてしまいます。先生も「なんで言ってくれなかったの!?」となりますし。また、将来再発の可能性があるような気になる症状があってもガマンしすぎて言わないでいて、後になって重大な症状だったという例もあったりするんですよ。自分の症状は自分の中で消化せずに、本当に悩むべきことなのか取り越し苦労なのかをはっきりさせてから悩んだほうがいいです。

**土屋**：素人がこんなこと聞いていいのかな？っていう遠慮があるんですよね。セカンドオピニオンもまだ行きにくいという人もいると思います。先生は医師の立場から、セカンドオピニオンについてはどう考えられていますか？

**濱岡**：まったく問題ありません。さきほども申し上げましたが、患者さんが幸せな道を選ぶことが大前提です。セカンドオピニオンに来られたからといって気まずいこともないですし、私の診療のあとに別の先生のところへ行かれるのも患者さんの自由です。そういったことも含めて、ワガママな患者さんになり、納得して治療に臨んでほしいと思います。

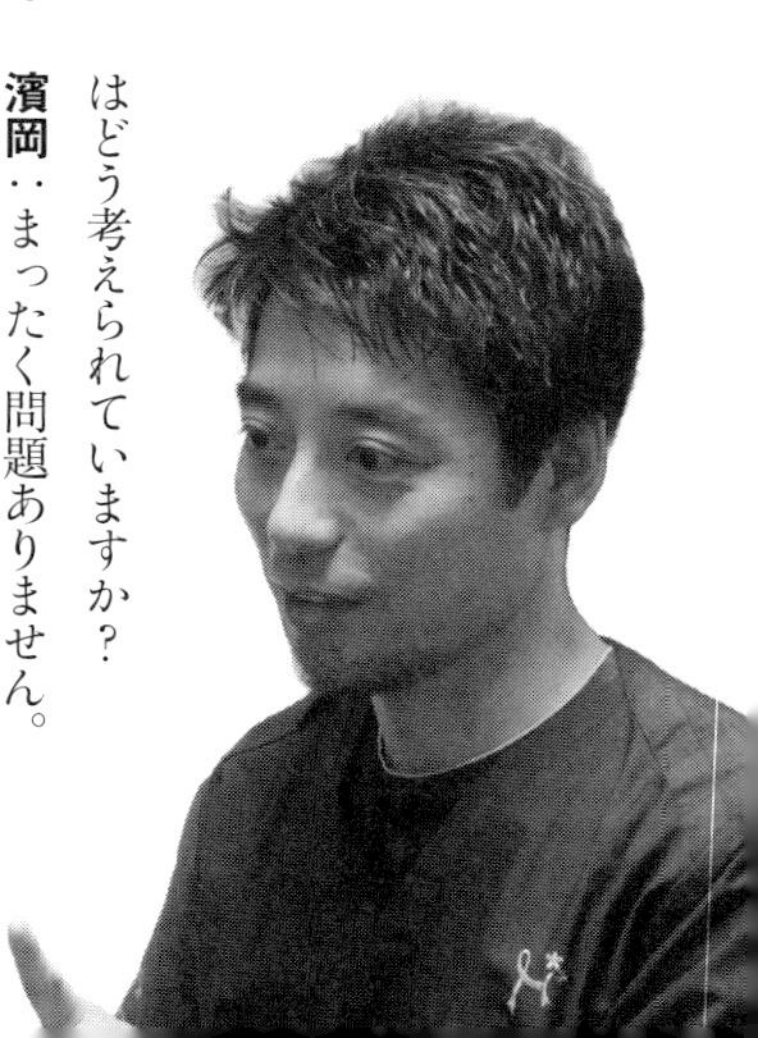

## 治療は一大プロジェクト リーダー一人では成功しない

**土屋**：私自身は治療を仕事になぞらえていて、治療は一つのプロジェクトだと思っているんです。最終判断はプロジェクトリーダーである自分がするけど、そこまでのプロセスとして各専門スタッフやブレーンの力を借りなければならないわけで。力を借りるための諸々のことは、納得いくまでとことんやるしかないよねって。

**濱岡**：ツールはたくさんあったほうがいいですね。いろいろな分野のドクターから情報提供を得て、プロジェクトを進めていくという。

**土屋**：最近はインターネットなどで気軽に情報を得ることができて、それに一喜一憂してナーバスになってしまう患者さんも少なくありません。最後に、先生から女性たちへメッセージをお願いします。

**濱岡**：自分一人で悩まずに心を開いていてほしいです。人により症状も治療方法も違うので、巷に出回っている情報が自分に当てはまるとはかぎりません。まずは信頼できる医師に心を開いて聞くことです。

### 濱岡 剛　医学博士

1965年兵庫県生まれ。91年兵庫医科大学卒業後、神戸大学医学部付属病院第一外科、兵庫県立加古川病院外科、淀川キリスト教病院外科、兵庫県立がんセンター、聖路加国際病院乳腺外科で、数多くの乳がん患者の治療にあたる。2002年には、M.D.アンダーソンがんセンター（米国）へ留学、最新の治療を学ぶ。
〈所属学会〉日本乳癌学会、日本乳癌検診学会、日本臨床腫瘍学会、日本外科学会、American society of clinical oncologu〈資格〉医学博士、日本乳癌学会乳腺専門医、マンモグラフィ読影認定医、日本外科学会専門医

### 桜新町 濱岡ブレストクリニック

マンモグラフィーや乳房超音波はもちろん、乳房細胞診から乳房針生研、術前・術後の化学治療（抗がん剤治療、ホルモン治療等）まで行うことが可能。濱岡院長の出身である、乳がん治療の権威、聖路加国際病院との連携による治療も心強い。

●住所／東京都世田谷区桜新町2-9-6
BLOSSOM桜新町3F
●TEL／03-5426-8248
●交通／東急田園都市線「桜新町駅」より徒歩2分
●診療時間／9：00～12：30、14：30～18：00
※土曜は、9：00～13：00
●休診／木、日・祝、土の午後
●予約／優先　※パソコンや携帯電話からの予約が可能
●紹介状／不要

# 乳ポンの先輩に聞く！
# 〜体験者アンケート〜

どんな治療法・病院選びをした？ 仕事は？ 家庭生活は？
乳がんの先輩に聞きたい、素朴な疑問やアドバイスをまとめました。

## 回答してくれた人について

**乳がんとわかったとき**

未婚4名
シングルマザー1名
既婚子あり3名

**乳がんとわかった年齢**

平均42.3歳

**治療期間**

平均5.5カ月

**職業**

自営業
会社員
専門職 など

# 乳がんがわかったとき

## 乳がんだとわかる前、何か自覚症状はあった？

- まったくなかった（5人）。
- 乳房上部内側に〝しこり〟というには柔らかいものが、ぼこっと見た目にもわかるくらいに出ていた。
- 乳房マッサージ中の乳房・背中の痛み。授乳中に（罹患した）左側だけ子どもがおっぱいをあまり飲まなかった。

## 誰に相談した？

- 姉妹
- 夫
- 仕事の先輩
- 両親
- 本書著者

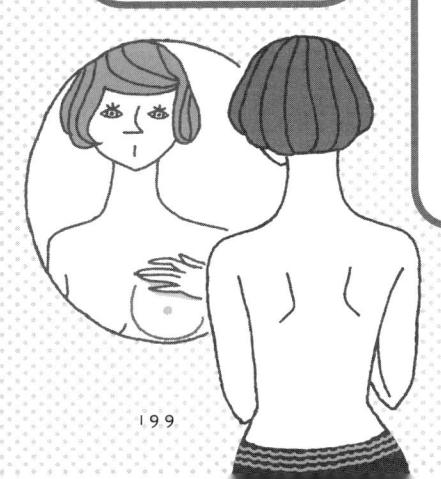

## 乳がんとわかったきっかけは？

- 自治体や会社の検診（3人）。
- 40歳の誕生日に、はじめて乳がん検診を受けて。
- 生理が終わっても、片方の乳房の張りだけが元に戻らなかったので、おかしいと感じた。
- 娘が胸を触ったとき、「何か硬いものがあるよ」と教えてくれた。
- 自分でしこりを見つけた。

# 病院選びと
# 実際に受けた治療法について

## 本格的な治療(手術や抗がん剤治療)をする病院選びは、何を優先した?

- 乳がん手術の症例が多い病院
- チーム医療を実践している病院
- 信頼できるドクターがいること
- 形成手術も併せて行える病院
- ホスピタリティがある病院
- 自宅や職場からのアクセスがいい病院
- 乳がん治療で有名な先生がいる病院(3名)
- ドクターの感じのよさ
- 通院のしやすさ
- 最高レベルの病院施設があるところ

## 実際に受けた治療内容は?

- 通院抗がん剤治療後、乳房全摘出、乳房再建手術
- 温存手術
- 食事療法やゲルマニウム温熱療法
- がん治療専門の漢方薬
- 手術前にホルモン薬を飲んでしこりを小さくしてから、部分摘出手術
- 免疫療法
- 部分摘出手術と術後放射線治療、ホルモン薬の服用中

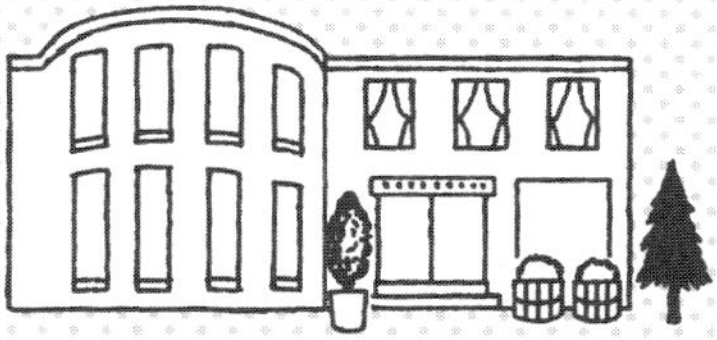

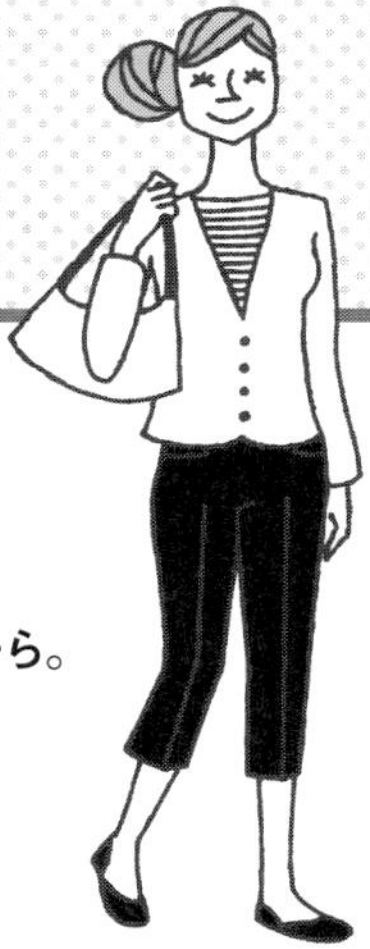

## その治療法を選んだ理由は?

- 体全体を整えることを大事にしている
  クリニックだったから。
- 2泊3日の部分切除でいいと言われたから。
- 全摘出すれば完治が見込めるという
  説明があったため。
- 腫瘍が比較的小さく、
  部位も限局していたため(温存手術)。
- 再発リスクを低くするため。

## 治療中、大変だったこと・困ったことは?

- 仕事をしながら、
  放射線治療で毎日病院に通うのが大変だった。
- 手術後、術側の腕が
  以前の半分くらいまでしか上がらなくなった。
- 抗がん剤治療中に、子どもが風邪を引いたこと。
- 抗がん剤治療中のかつらの着用。
  外したときのギャップに子どもが脅えてしまった。
- 男性中心の職場で、
  誰にも言わずに手術、治療を行っていたため、
  精神的にも肉体的にもツラかった。
- エキスパンダーの違和感に慣れなかった。

# 治療と仕事（家庭生活）の両立について

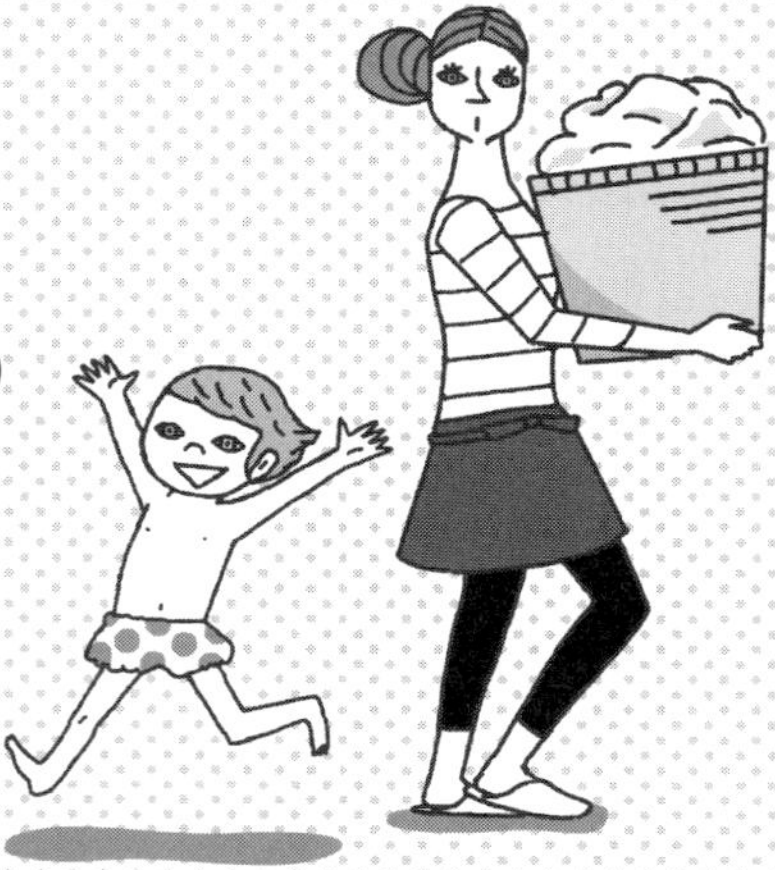

## 治療と仕事（家庭生活）の両立で苦労したことは？

- 食事療法用の食事と
子どもの食事の両方を作らなければならなかった。
- フリーランスなので
仕事をセーブしたことで、収入が減った。
- 仕事を二つ掛け持ちしていたが、
一つは辞めざるを得なかった。
- 抗がん剤の副作用で具合が悪いときも、
子どもの世話をせねばならず、ツラかった。
- 家族にも疲れが出て、家庭内がギスギスした。
- 仕事に集中できず、治療前にくらべて
生産性が落ちてしまった。
- 脱毛していたので、出勤しようという気にならなかった。
- 抗がん剤投与後は体調も悪く、落ち込むこともあった。
- 職場の人に会って
「元気そうね。いつから復帰？」と言われるたびに、
本当はそうじゃないのに……と胸が痛かった。

## 治療と仕事（家庭生活）の両立のために工夫したことは？

- 家事は手抜きして過ごした。
- 勤務先で病気のことをオープンにし、理解を得ることで治療をしやすくした。
- 自分の経験が、きっと後にがんや病気になった人の感情面のコントロールに役立つと思い、自分自身の行動を記録に残した。
- 治療前は社外での仕事時間が長い営業職から、内勤の多い部署に変更してもらった。
- 仕事の量を減らしたことによって、ストレスが軽減した。
- 自分で仕事量をある程度コントロールできたので、割りきって仕事を減らした。
- 家族と笑い話をして、いつも以上にコミュニケーションを図るようにした。

## 乳がん発症の前と後で、自分自身に変化はあった？

- 家族の大切さを改めて感じた。家族に支えられたからこそ、元気で前向きに頑張れた。
- 足元の小さな幸せを拾い上げるのがじょうずになった。
- 多少のことには動じなくなった。
- 命の使い方を本気で考えられるようになった。
- 時間を無駄にしたり、ものごとを先送りしなくなった。
- 「今」を大切に生きようと思うようになった。
- 人の命のはかなさ、今生きていることは奇跡なのだと思うようになった。

# 乳ポンと闘っている後輩たちへ

誰もがはじめてのこと。
わからないことばかりが渦巻いて
心配になってしまうけれど、みな同じ。
病院やネットなどで、同じ境遇の人と出会い、相談することで、
心の負担が軽くなったり、
勇気をもらったりできるはずです。

〝がん〟という言葉の持つ暗いイメージに振り回されず、
自分の納得のいく治療法を見つけて実行し、
この経験を糧に幸せになりましょう!
がんは人生のチャンスだと思います。

一人で抱え込まないよう、周囲に甘えてほしいです。

自分が納得して治療を受けるためにも、
情報収集と自分なりの決断が必要。

乳がんになった体験の中に
プラスになることを探しながら生きていけば、
きっと明るい光が見えてくると思います。

乳がんになっても、自分は自分。何も変わりません。

# 乳ポンは、家族も一緒に闘います

## 治療中のご家族・パートナーと、どう向き合った?

- 初期のがんとわかったので平常通りにしていた。
- とにかく不安を取り除いてあげたかった。
- 万が一のことがあっても、絶対家族を守るという約束をした。
- なるべく話を聞くようにした。

## 「こうしてあげればよかった」と思うことは?

- もう少し、家事負担を減らしてあげればよかった。

## ご家族やパートナーとの関係で、乳がん発症前と後で、大きく変わったと思うことは?

- 弱さや悩みは隠さずに話そうと決めた。
- 家族の会話を大事にするようになった。

## 家族が乳がんと診断されたとき、どう思った?

- 「3人に1人ががん患者」という現実を実感した。
- 人一倍元気なので、「まさか」「なんで?」という驚き。
- 突然のことで驚いたが、先生を信頼してお任せしようと思った。
- 家族の今後に大きな変化が起きるかもしれないと感じた。

## 治療中、サポートする立場としてツラかったことは?

- 本人が精神的に強く、感情を表に出さないこと。
- 子どもたちのため、体調不良でも、普段通りに笑顔で過ごしていること。

## 同じくご家族やパートナーが乳がんになり、一緒に闘病している方々へエールを

- 支えがあれば、どんな壁も楽に乗り越えられる。
- 思いきり、泣かせてあげるのもよいと思う。
- 人生はさまざまなことが起きることを前提に前向きに取り組んでいきましょう。

# 知っておきたい、がん保険のこと

乳ポンになって唯一、後悔したことといえば、

「なんでもっと早くに加入している保険を見直しておかなかったのだろう」

ということでした。

私が保険に加入したのは10年ほど前。当時であれば、まったく問題のない内容でしたが、昨今はがんの治療方法も多様化。「え〜っ、コレって適用されないの!?（涙）」と、叫びたくなることも多々ありました。そこで、すでに乳ポンになってしまっている人には今からでもでき、幸い乳ポンではなかった人には見直すチャンスとなるポイントについて、トータル・ライフコンサルタントの三上哲人氏に伺いました。

「がん保険へのご意見でときどきあるのが、想定していた金額と支給された金額が違ったというものです」と、三上さん。

**一般的にがん保険とは、がんの治療時に支給されるもの。**取り扱いは保険会社や商品ごとにさまざまですが、実は、〝がん治療〟の解釈次第で、支給金額が異なってしまうことがあるそう。もう少し詳しく説明すると、手術の前日に入院、翌日手術し、その後、10日間入院した場合、がんを患っていたのは、入院初日と手術を受けた日の2日間のみ。つまり、直接的にがん治療をしたのは2日間だけ、と判断されるケースも稀にあるといいます。がん保険に加入している人は、その保険会社が考える〝がん治療〟とは何を指すのかについて、確認しておくとよいでしょう。入院や手術に対して給付される保険以外にも、**がんと診断された時点でまとまった保険金が支給されるタイプ**の保障もあるので、そのようなタイプの保険に加入するのも一案です。

一時金として給付されるメリットは大きく二つ。一つは、保険金額が想定していたものと違ったというトラブルが起こりにくいこと。もう一つは、診断時に給付されるのでその金額をベースに治療内容を自由に選択できることだそう。

入院・手術に対して保険金が支給されるタイプだと、治療後（退院後）でなければ請求を出すことができません。いずれ保険金が支給されるとはいえ、いったんは自分で立て替える必要が出てくるわけです。しかも昨今は、まだ保険適用になっていない先進医療や代替療法など、治療方法の選択肢も増えています。これらの治療は、どれも自由診療のため高額であることが多いのが現実。経済的に余裕がなければ、受けたくても受けられません。治療内容に対して給付される保険だと、給付対象外となるケースがあります。

一時金の場合は、その金額をどの治療に使っても問題ありません。保険診療はもとより、自由診療も含めて自分が納得のいく治療プランを実現しやすくなるというわけです。

とはいえ、ここが重要なのですが、乳ポンになってしまってからでは、保険に加入し直すことも、見直すこともできません。今、加入している保険を最大限に活用する方法はないのでしょうか。

「まずは、記入漏れがないよう、保障範囲を正しく理解した上で診断書を記載してもらうことが何よりも大事です。生命保険会社の担当者に相談するのもよいでしょう」と、三上さん。スムーズに保険金を給付してもらうためにも、最低限の保険の知識をつけておくことが大切なのだとか。

正直な話、治療に使える金額次第で受けられる治療の幅は大きく違ってきます。つまり、自家保険※を含め、どのような保険に加入しているかで、治療内容が変わってくるということです。専門家になる必要はありませんが、最低限のポイントは押さえておくことをおすすめします。

※将来のリスクに備えた準備金

**三上哲人**

1978年広島県生まれ。山口大学経済学部国際経済学科卒業後、石川島播磨重工業株式会社(現 株式会社ＩＨＩ)に入社。官公庁プロジェクト、民間のＦＰＤプロジェクトにプロジェクトエンジニアとして携わる。学生時代から抱いていた「経営的な視点を活かした仕事がしたい」「世のため、人のためになる仕事がしたい」という想いからライフプランナーに転身を決意。現在は、ソニー生命保険株式会社に所属する一方、有名企業、大学、高校で、ライフプランをテーマに教鞭をとる。個人のライフプラン実現のトータルサポートのほか、法人の事業計画の立案／実行支援、事業承継、M&A、リスクマネジメントのサポートもしている。

# おわりに

乳房切除術を終え、乳ポン治療に一区切りがついたのが、２０１２年の12月。乳房再建術を終え、キレイな胸を取り戻したのが翌年の11月のことでした。

当時を振り返ると、なんて幸せな2年間だったのだろう、という想いがこみ上げてきます。こんな話をすると、「えっ、なんで?」と不思議に思われるかもしれません。でも、うっとりするほど幸せだったのですから仕方ありません。

右胸の中で着々と育っていた今は亡きポンちゃんとの蜜月は、私にたくさんのことを気づかせてくれました。朝目覚め、今日という日を過ごせる幸せ、ごはんが美味しいと感じる幸せ、元気に動ける幸せ、今日やるべき仕事があるという幸せ……。それまで、当たり前だと思っていたこと、大したことじゃないと思っていた毎日の中に、実はこんなにたくさんの「幸せ」が隠れていたなんて！　そう気づいたときの衝撃は今でも忘れられません。

一度、「幸せ探し」のコツを身につけると、びっくりするほどたくさんの「幸せ」を見つけることができるようになりました。幸せ探しの達人になれたのは、乳ポンを患った最大級の恩恵だと思います。

自分らしさを発見できる、というメリットもありました。

今、私は「日本一、元気&前向きな〝元〟乳ポン患者」というキャッチフレーズで、自分の闘病体験を伝える仕事をしています。元気&前向きという側面に気づくきっかけをくれたのは、まぎれもなくポンちゃんです。乳ポンの告知を受けた際、落ち込むどころか「生きる気満々」な自分を目の当たりにして、私って案外頼もしいな〜と、我ながら感心してしまいました。次から次へとやってくる選択と決断のたびに、私ってこういうポイントを重視しているんだ！　こういう基準で取捨選択をするんだ！　という新鮮な発見があり、ここだけの話、自分自身がとても愛おしい存在になってきました。

そして何より驚愕だったのは、こんなにもたくさんの人たちに支えられて、今自分はここにいる、という事実を実感できたことです。家族はもちろん、ふだん交流のある友人、卒業以来会っていなかった学生時代の仲間、ＳＮＳで知り合った人たち、お仕事を通じて出会った方々、お客様……。治療中、ある人は治療に関する最新情報を、ある人は仕事のサポートを、ある人は励ましの言葉をくださいました。おかげで、治療と仕事の両立もできましたし、何より前向きに楽しく治療に向き合うことができました。

乳ポンは、私の人生の中間決算だったと思っています。それも、私が思っていたよりも遥かに好評価な決算となり嬉しいやら驚くやら……。同時に、働く女性たちを応援していくというこれまでの仕事に加え、病気という人生最大級のトラブルもプラスに変えて幸せになれるんだよ、ということを伝えていく新たなミッションまで得ることができました。

これだけは断言できます。乳ポンは、あなたの人生をよりよいものにバージョンアップするための使者です。治療を乗り越えた暁には、必ず一回り成長したあなたがいるはずです。

乳ポンは、完治率の高いがんです。
「乳ポンになってよかった！」。満面の笑顔でそう話せる日がくることを信じて、目の前の治療に精一杯、取り組んでほしいと願っています。

最後に、乳ポン体験を本にまとめたいという想いに賛同し、ご尽力くださった佐々木美穂さん、亜紀書房の高尾豪さん、ホームドクターであり、監修をしてくださった濱岡剛先生に、この場を借りて感謝の意を表したいと思います。

そして、治療の最中、いちばん近くで支えてくれたカナザワ、10年前天国へ旅立った乳ポンの先輩・増澤慶子さんに感謝と、いただいた命を全うすることを誓って。

2014年9月吉日　つっちーこと　土屋美樹

# index

## あなたが知りたいことをチェックし、乳ポンライフに役立てて!

### ココロ



### コミュニケーション



### 治療

## お金



## 仕事 くらし

**土屋美樹 Miki Tsuchiya**

1970年東京都生まれ。
働く女性を応援するコミュニティサイト「はぴきゃり」を運営する株式会社はぴきゃり取締役。
2012年4月、41歳で乳がんの宣告を受ける。
以降、乳がんをポジティブに〝乳ポン〟と呼び、闘病の推移をブログに記すことで
同世代の働く乳がん患者たちの共感と支持を集める。
現在、ホルモン療法を続けながら、大人女子のための統計心理学「i-color」を使った社員研修、
キャリアイベント、セミナー、ワークショップなどで精力的に活躍中。

●はぴきゃり **http://happycareer.jp/con/**

**監修 濱岡 剛 Tsuyoshi Hamaoka**

医学博士。1965年兵庫県生まれ。兵庫医科大学・神戸大学医学部大学院卒業。
神戸大学医学部付属病院第一外科、兵庫県立加古川病院外科、淀川キリスト教病院外科、兵庫県立がんセンター、
聖路加国際病院乳腺外科で数多くの乳がん患者の治療にあたる。
2002年、M.D.アンダーソンがんセンター(米国)にて最新の治療を学び、
05年より聖路加国際病院乳腺外科常勤医師。09年、桜新町 濱岡ブレストクリニックを開設。
聖路加国際病院乳腺外科のパートナードクターであり、週に一度は聖路加国際病院乳腺外科での診察も請け負う。
また、乳がんに関する医学書の執筆・監修や学会での論文発表なども積極的に行い、
乳がん治療の進歩のため、あらゆる角度から精力的に取り組んでいる。
日本乳癌学会、日本乳癌検診学会、日本臨床腫瘍学会、日本外科学会、American society of clinical oncologu所属。
日本乳癌学会乳腺専門医、マンモグラフィ読影認定医、日本外科学会専門医。

編集協力 ——— 佐々木美穂
取材協力 ——— 三上哲人
イラスト ——— オオノマユミ
ブックデザイン — 羽賀ゆかり

# はじめての乳がん

働くあなたが聞きたい本音Q&A83

2014年10月2日 第1版第1刷 発行

著 者 土屋美樹
発行所 株式会社 亜紀書房
〒101-0051 東京都千代田区神田神保町1-32
電話03(5280)0261
http://www.akishobo.com
振替 00100-9-144037
印刷所 株式会社 トライ
http://www.try-sky.com

 ISBN978-4-7505-1417-8